W0039310

Manfred Stelzig

WAS DIE SEELE
GLÜCKLICH MACHT

Manfred Stelzig

WAS DIE SEELE GLÜCKLICH MACHT

Das Einmaleins der Psychosomatik

ecoWIN

SALZBURG – MÜNCHEN

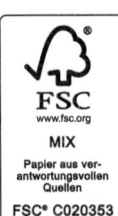

Sämtliche Angaben in diesem Werk erfolgen trotz sorgfältiger
Bearbeitung ohne Gewähr. Eine Haftung der Autoren bzw.
Herausgeber und des Verlages ist ausgeschlossen.

2. Auflage 2020
© 2009 Ecowin Verlag bei Benevento Publishing Salzburg – München,
eine Marke der Red Bull Media House GmbH, Wals bei Salzburg

Alle Rechte vorbehalten, insbesondere das des öffentlichen Vortrags, der
Übertragung durch Rundfunk und Fernsehen sowie der Übersetzung,
auch einzelner Teile. Kein Teil des Werkes darf in irgendeiner Form
(durch Fotografie, Mikrofilm oder andere Verfahren) ohne schriftliche
Genehmigung des Verlages reproduziert oder unter Verwendung elek-
tronischer Systeme verarbeitet, vervielfältigt oder verbreitet werden.
Gesetzt aus der Sabon

Medieninhaber, Verleger und Herausgeber:
Red Bull Media House GmbH
Oberst-Lepperdinger-Straße 11–15
5071 Wals bei Salzburg, Österreich

Lektorat: Arnold Klaffenböck
Satz: Druckerei Theiss GmbH, Austria
Umschlaggestaltung: b3K design, Andrea Schneider, diceindustries
Printed by Neografia, Slovakia
ISBN 978-3-7110-0144-3

Für Renate, Nikolaus, Isabella,
Dominik und Oliver

Inhaltsverzeichnis

Einleitung 11
Erwärmung für das Thema 17
Die Psychosomatik im medizinischen System 21
Psychosomatik für den Arzt 29
Die Abwehr der Betroffenen 33

Erster Teil 37

Wie entstehen psychosomatische Erkrankungen? 39
    Die Konversionstheorie 40
    Die vegetative Neurose 42
    Die De- und Resomatisierungstheorie 44
    Stresstheorie 51
    Armut macht krank 53
    Die Opferrolle 54
    Der Mangel an Problemlösungsbereitschaft 57
    Selbstliebe und Narzissmustheorie 58
    Ungleichgewicht zwischen leistungsunabhängiger
    und leistungsabhängiger Liebe 62
    Der falsche Dialog mit den Organen 64
    Mangelnde Abgrenzung 68
    Der Mangel an Aggressivität 69
    Der Mangel an der transzendentalen Dimension 70

Zweiter Teil 73

Spezielle psychosomatische Krankheitsbilder 75
    Erkrankungen des Bewegungs- und Stützapparates 76

Das Fibromyalgie-Syndrom 77
Kreuzschmerzen, das Lumboischialgie-Syndrom ... 81
Das Cervical-Syndrom 85
Die chronische Polyarthritis oder das echte Rheuma 86
Blasenstörungen 89
Die Depression 90
Essstörungen 99
    Adipositas 99
    Die Anorexie 102
    Die Bulimie 105
Erkrankungen der Haut 107
    Neurodermitis oder atopische Dermatitis 109
    Die Psoriasis 110
    Akne vulgaris 111
Herz-Kreislauf-Erkrankungen 112
    Somatoforme Störungen des Herzens 114
    Der Bluthochdruck 118
    Koronare Herzkrankheiten 120
    Der Herzinfarkt 124
Kopfschmerzen 126
Erkrankungen der Lunge 128
    Asthma bronchiale 128
    Chronisch obstruktive Lungenerkrankungen 131
Magen-Darm-Erkrankungen 131
    Die Gastritis 133
    Das Magen- und Zwölffingerdarm-Geschwür 134
    Chronisch entzündliche Darmerkrankungen 135
    Colitis ulcerosa 136
    Morbus Crohn 139
    Onkologie 142
Somatoforme Störungen 148
Schlafstörungen 155
Die Sexualstörungen des Mannes 159
    Erektile Dysfunktion 159

Die Sexualstörungen der Frau 161
Schmerzsyndrome 163
Tinnitus 164
Unterbauchschmerzen 165
Die Zähne 168

Dritter Teil 173

Bilder zur Struktur der Seele 175
  Der Seelengarten 176
  Das Seelenhaus 180
  Übungen zum Aufbau des Seelenhauses 185
    Das Fundament, der Keller, die Basis 188
    Die Kuschelübung 188
    Die Begegnung mit sich selbst 194
    Die Übung mit dem Spiegel 195
    Die Schoßplatzübung 197
    Aktives Verwöhnen 199
    Die Ureltern-Übung 200
    Die Bewegung 201
    Der innere Liebhaber 202
    Die Übung mit den Urbildern aus Zeitschriften 204
    Die Übung mit der göttlichen Instanz 206

Literatur, Quellen und Links 209

Der Autor 215

Einleitung

Ein Ziel dieses Buches ist, zu vermitteln, dass „Glücklichsein" möglich, ja sogar erlernbar ist. Das zweite Ziel wird durch den Untertitel „Das Einmaleins der Psychosomatik" benannt. Diese Publikation schließt die Lücke zwischen der wissenschaftlichen Literatur und den zahlreichen Artikeln, die in Zeitungen und Zeitschriften über „Psychosomatik" – den Zusammenhang zwischen Körper und Seele – erscheinen. Sollten Sie an einer psychosomatischen Erkrankung leiden, werden Sie Anregungen bekommen, wie Sie Ihre Lebensqualität trotz der Erkrankung verbessern können und erkennen, dass Glücklichsein in Teilaspekten auch hier möglich ist oder sogar die Erkrankung überwunden werden kann.

Der erste Teil des Buches liefert sowohl für Interessierte als auch für Betroffene eine Zusammenfassung der Grundlagen der Psychosomatik mit ihren Entstehungstheorien sowie Vorbeugungs- und Behandlungsansätzen.

Der zweite Teil beschäftigt sich mit den wichtigsten psychosomatischen Krankheitsbildern. Es können natürlich nicht alle möglichen Störungen behandelt werden, das würde den Rahmen dieses Buches sprengen. Wichtig ist mir allerdings, dass Sie ein gutes Verständnis für die Hintergründe psychosomatischer Erkrankungen entwickeln und daraus eine positive Handlungskonsequenz ableiten können. Schreiben Sie mir bitte, wenn Sie ein Thema oder ein Krankheitsbild besonders bewegt oder interessiert.

Im dritten Teil versuche ich Einblick in die Struktur der Seele zu geben und stelle den „Seelengarten" und das „Seelenhaus" vor, um zu zeigen, wie jeder von uns in seiner psychischen Struktur aufgebaut ist.

Durch spezielle Übungen soll es Ihnen möglich werden, Strukturdefizite auszugleichen, Anregungen zu erhalten, sich zunehmend in Ihrer Haut wohl zu fühlen, Ihr Selbst zu stärken und einen Schritt in Richtung Glücklichsein zu machen.

Dieses Buch erhebt in keiner Weise den Anspruch auf Vollständigkeit – im Gegenteil, durch die Unvollständigkeit sollen Sie als Leser angeregt werden, eigene Gedanken weiterzuentwickeln und sich in Ihren eigenen Behandlungsansätzen bestärkt fühlen. Ich habe viele Betroffene gesehen, denen der psychodynamische und psychosomatische Ansatz wesentlich vertrauter war, als er in der herkömmlichen medizinischen Literatur vertreten ist.

Was ich unbedingt vermitteln möchte, ist der Anspruch eines jeden Menschen auf die eigene Seele. Es wird Ihnen vielleicht eigenartig vorkommen, wenn ich diesen Anspruch äußere, aber ich mache in meiner täglichen Arbeit die Erfahrung, dass viele Menschen in großen Bereichen ihrer Seele so stark von anderen Menschen bestimmt sind, dass sie nicht Herrscher im eigenen „Seelenhaus" sind. In der Politik ist das Recht auf Eigentum, Arbeit, Bildung und soziale Absicherung festgelegt, den Anspruch auf eine ungestörte Seele aber müssen wir erst formulieren.

Die Medizin beschäftigt sich vorrangig mit den Entstehungsbedingungen, der Diagnose und der Behandlung von Krankheiten, zunehmend wird auch die Bedeutung der Prophylaxe erkannt. Der psychosomatische Ansatz legt großen Wert darauf, zu erkennen, wie Gesundheit entsteht und erhalten werden kann. Der bedeutende Medizinsoziologe Aaron Antonovsky hat diesen Blickwinkel besonders hervorgehoben. Er beschreibt das Wechselspiel zwischen Gesundheit und Krankheit, betont die ungewohnte Sichtweise: „Was erhält mich gesund?" anstelle der Frage „Was macht mich krank?".

Ich möchte Ihnen als Leser den Glauben, wenn nicht gar die Gewissheit vermitteln, dass wir selbst sehr viel für unser körperliches, aber auch seelisches Wohl tun können. Ein Großteil des Buches hat diesen Ansatz im Hintergrund, auch wenn er nicht ständig betont wird. Gesundheit zu erhalten und Gesundheit wiederherzustellen sollte zu einem guten Teil im Bereich der Möglichkeit jedes einzelnen Menschen liegen, einige Zusammenhänge und Anleitungen dazu finden Sie in diesem Buch.

Es wendet sich auch an ärztliche Kollegen und Psychotherapeuten, die Interesse daran haben, psychosomatische Krankheitsbilder hautnah, ganzheitlich erleben zu können. Mein Anspruch an dieses Buch ist, dass nicht nur dem Gehirn eine Botschaft übermittelt wird, sondern beim Lesen auch ein ganzheitlicher Ansatz gefunden werden kann, im Sinne eines Berührtseins, Miterlebens und Verstehens, sodass, wie ich hoffe, die Organe mitschwingen können und sich verstanden fühlen. Dieses Buch soll helfen, psychische und seelische Vorgänge und ihre Verknüpfung mit dem Körperlichen aus dem Bauch heraus zu verstehen. Damit wird nicht nur der Psychotherapie, sondern auch den neuen Erkenntnissen aus der Hirnforschung Rechnung getragen. Denn die meisten Prozesse laufen unbewusst ab, beeinflussen so das Verhalten, das vegetative Nervensystem und über diesen Weg die Organfunktionen. Und genau diese unbewussten Prozesse gilt es zu gestalten und positiv durch Botschaften, die zum Teil direkt an das Organ gerichtet sind, zu verändern.

So wie es ein Juristendeutsch gibt, gibt es natürlich auch ein Mediziner-, Psychologen- und Psychotherapeutendeutsch, und je nach psychotherapeutischer Schule werden andere Fachausdrücke verwendet. Der allgemeinen Verständlichkeit halber habe ich versucht, möglichst ohne diese Formulierungen auszukommen, wenn ich auch durch meine beiden Psychotherapieausbildungen, nämlich die der Psychoanalyse und die der Psychodramatherapie, geprägt bin.

Neben dem Aufzeigen der seelischen Strukturen sollen auch viele Möglichkeiten zur Selbsthilfe bewusst gemacht werden. Oft wird ärztliche und psychotherapeutische Hilfe nötig sein, aber für die grundlegenden Erkenntnisse müssen Sie sich selbst auf die Suche machen und zum eigenen inneren Berater, Heiler, Beschützer, Versorger, Liebhaber, Arzt und Psychotherapeuten werden, und Sie müssen auch Ihre göttliche Instanz finden und stärken. Denn nur aus Ihrem Inneren heraus kann auch in Wirklichkeit eine positive Veränderung stattfinden. Von außen können nur die Anregungen dazu kommen. Das Buch dient zur Ermutigung und Anleitung, diese innere Instanz zum Schwingen zu bringen und zu erkennen, wie viel wir selbst für uns und in uns bewirken können.

Die vielen Beispiele, die ich in diesem Buch schildere, sind anonym. Sollte sich aber jemand wiedererkennen, so möchte ich betonen, dass es auch auf jemand anderen zutreffen könnte, da ich nur allgemeingültige Beispiele ausgewählt habe.

Das Buch soll in keiner Weise eine Ausgrenzung oder Abwertung der Schulmedizin beinhalten, die für die Betroffen unschätzbare Dienste geleistet hat, sondern es ist der Versuch eines Brückenbauens.

Das „Psychische" wie Mögen, Sympathie, Zuneigung, Ablehnung, Wut, Ärger oder Verzweiflung wird erweitert um das Seelische, den transzendentalen Anteil, das Kosmische – „Woher kommen wir und wohin gehen wir?" –, das Ethische und Religiöse. All diese Bereiche spielen in der Entstehung und im Verlauf von psychosomatischen Erkrankungen eine wichtige Rolle, und ich hoffe, dass Sie als Leser am Ende des Buches diese Meinung teilen können.

Der Einfachheit halber verwende ich in diesem Buch die männliche Form, meine Leserinnen mögen mir bitte verzeihen.

Ich habe dieses Buch meiner Frau und meinen Kindern gewidmet, weil mir warm ums Herz wird, wenn ich an sie denke und weil vieles von dem, was ich geschrieben habe, auch aus der Beziehung zu ihnen stammt und zu verstehen ist.

Bedanken möchte ich mich bei den Betroffenen, mit denen ich im Sinne der Psychosomatik und Psychotherapie arbeiten durfte, für ihre Offenheit und Ehrlichkeit, für das Vertrauen, das sie mir entgegengebracht haben, und für die gemeinsame Arbeit, die auch für mich eine große Bereicherung war und wahrhaft Leben bedeutet. Besonders stolz bin ich auch auf mein Team der Psychosomatik in Salzburg, das mich immer auf Trab hält, und schließlich möchte ich mich noch bei meinen Eltern bedanken, die mir den Grundstock zu meinem Seelenhaus mitgegeben und mir durch ihre Fürsorglichkeit und Liebe zu jener Einsicht, aus der ich meine psychosomatischen Übungen entwickeln konnte, verholfen haben.

Erwärmung für das Thema

Es ist zum Wahnsinnigwerden mit der Psychosomatik, die Haare könnten einem zu Berge stehen, man könnte rot anlaufen vor Wut! Wenn man sich die Dinge zu Herzen nehmen würde, könnten sie einem unter die Haut gehen! Sie werden sich vielleicht fragen: „Warum diese psychosomatische Emotionalität gleich zu Beginn?"

Obwohl die Psychosomatik ein Phänomen ist, über das sehr viel bekannt ist und das uns tagtäglich begleitet, hat es sich bedauerlicherweise noch immer nicht im notwendigen Maß in unserem Selbstverständnis und Gesundheitssystem etabliert. Dabei ist dieses Phänomen etwas Wunderbares – Körper und Seele sind untrennbar miteinander verbunden und beeinflussen sich gegenseitig. Dass das körperliche Befinden auch die seelische Befindlichkeit beeinflusst, ist allgemein verständlich und akzeptiert. Fühlt man sich körperlich unwohl, besteht auch eine seelische Belastung. Selbst bei einer banalen Erkältung, geschweige denn bei einer akuten oder chronischen Erkrankung, die eine Spitalsbehandlung notwendig macht, wird eine psychische Reaktion wie Ungeduld, Ärger oder Niedergeschlagenheit verständlich sein. Dass eine schwere Erkrankung wie ein Herzinfarkt oder ein Karzinom Depressionen auslösen kann, ist durchweg bekannt. Dass man aber bei solchen Erkrankungen auch das Recht auf eine psychiatrisch-psychotherapeutische Hilfe und Behandlung hat, ist schon wieder weniger klar. Und die andere Variante – nämlich dass seelische Vorgänge die körperliche Funktionstüchtigkeit und Gesundheit beeinflussen – ist noch wesentlich umstrittener, bekommt aber zunehmend mehr Stellenwert.

Im Spitzensport wird allgemein akzeptiert, dass einem Schispringer „die Nerven flattern" oder ein Fußballer einen Elfmeter verschießt, weil er den psychischen Druck nicht aushält. Nerven und Psyche werden synonym verwendet. Mit Konzentrationsübungen und Visualisierungen werden Spitzensportler psychisch für körperliche Höchstleistungen fit gemacht, das heißt, dass mentales Training sowohl die körperliche als auch die psychische Leistungsfähigkeit verbessert – Körper, Seele und Geist beeinflussen einander in positiver Weise!

Meist stellen wir diese positive Verbindung unbewusst her: Wir legen uns zum Beispiel in die Sonne. Wer kennt das Bild im Frühling nicht, wenn nach einem langen Winter die Menschen ins Freie strömen, um Sonne und damit Energie zu tanken, oder dafür auf Urlaub fahren. Wir machen einen Spaziergang, „saugen" die frische Luft und die Natur ein oder gehen unseren Hobbys wie Schilaufen, Tennis und Fußball nach – „mens sana in corpore sano", „ein gesunder Geist in einem gesunden Körper", so das uralte lateinische Sprichwort dazu.

Der Volksmund anerkennt seit jeher die Wirkung der Seele auf den Körper: Etwas schlägt sich auf den Magen, nimmt einem die Luft oder geht unter die Haut, lässt einem den Atem stocken, man ist blind vor Liebe oder Wut, nimmt sich etwas zu Herzen – das sind nur einige wenige Beispiele für die Bedeutung dieser Verbindung (mehr dazu im zweiten Teil dieses Buches). Und damit wird auch ein wesentlicher Faktor angesprochen: Seelische Überbelastungen, die nicht kompensiert werden, können als Funktionsstörungen oder Organerkrankungen ihren Niederschlag finden. Bei Schreckreaktionen ist uns die körperliche Beteiligung sehr vertraut. Bei oft relativ harmlosen Ereignissen, die noch einmal gut gegangen sind, bis hin zu schweren Belastungen, wie zum Beispiel nach einem Autounfall oder nach einer schweren körperlichen Bedrohung, reagieren wir mit körperlichen Symptomen wie Händezittern, Schweißausbruch, „weichen Knien", Mundtrockenheit, Blutdruckschwankungen und Schwindelzuständen. Hier ist der Zusammenhang zwischen Seele und Körper evident und akzeptiert, bei schwereren seelischen Belastungen aber, die eine Erkrankung auslösen oder mit verursachen können, wird der seelische Anteil plötzlich vernachlässigt. Dabei kennen wir ein „Stressulcus", ein Magengeschwür, das plötzlich aufgrund einer besonderen Belastung auftritt, oder den Herzinfarkt, der ausgelöst wird durch einen extremen psychischen Schock.

Im alltäglichen Gebrauch gibt es eine Methode, bei der bewusst und nachkontrollierbar die Zusammenhänge zwischen Körper, Geist und Seele sichtbar werden: das Bio-Feedback. Dabei werden die Atmungsfrequenz, der Herzschlag, Blutdruck, Hautwiderstand, die Hauttemperatur sowie die Muskel(ver)spannung gemessen. Und fantastischerweise sieht man selbst auf dem Bildschirm, wie sich die Messgrößen abhängig von dem, was man sich gerade vorstellt, verändern, welche Vorstellungsbilder beruhigend und entspannend wirken, den Blutdruck und die Herzfrequenz senken und sich insgesamt positiv auf das Vegetativum auswirken. Denken Sie zum Beispiel an den letzten Urlaub, an den Strand, an das Meer, an die Entspannung und die Muße, dann werden sich alle Werte beruhigen und normalisieren. Denken Sie jedoch an den letzten Konflikt, an die Auseinandersetzung am Arbeitsplatz, mit Behörden oder Familienangehörigen, so werden Sie unmittelbar sehen können, wie Herzfrequenz und Blutdruck steigen und die Erregung am Bildschirm sichtbar wird.

Das zeigt deutlich, wie wichtig es ist, Herrscher über die eigenen Gedanken zu sein oder zumindest zu werden, da man in der Lage sein muss, auch in Zeiten von Belastungen an schöne und entspannende Dinge zu denken, um sich wieder erholen zu können und seine vegetativen Werte in einen Normalzustand zu bringen. Dadurch können Verspannungen der Muskulatur, Durchblutungsstörungen, Bluthochdruck und Spannungskopfschmerzen positiv verändert werden, die Wechselwirkungen sind im Bio-Feedback direkt ablesbar. Natürlich sollen Sie auch dann weiterüben, wenn Sie nicht am Gerät angeschlossen sind. Mit dieser Trainingsmethode lernen Sie, auf einer zweiten Schiene des Bewusstseins an etwas Schönes zu denken, das jederzeit abrufbar ist und gegen übermäßigen Stress schützt. Die Kunst dabei besteht darin, zu lernen, diese zweite Schiene aufzubauen und rasch zwischen den einzelnen Schienen wechseln zu können. Eine zweite Möglichkeit, mit der die Verbindung zwischen Gedanken, Gefühlen und dem Körper nachgewiesen und genützt wird, ist der Lügendetektor. Durch die Veränderung des Hautwiderstandes kann herausgefunden werden, ob ein Mensch die Wahrheit spricht oder nicht. Hier sehen wir, wie eng vernetzt Körper und Seele sind.

Die schönste Verbindung in dem komplizierten Geflecht aus Gefühl und körperlicher Reaktion ist aber die Verliebtheit. Herzklopfen, „Schmetterlinge im Bauch", Hitzeempfindungen, sexuelle Erregtheit über „weiche Knie" oder Schwindelzustände bis hin zu besonderer körperlicher und geistiger Leistungsfähigkeit sind vertraute Erscheinungen.

Die Auswirkungen von Gefühlen auf körperliche Reaktionen lassen sich nicht nur mit Bio-Feedback nachweisen, auch neue bildgebende Verfahren in der Medizin liefern Bilder vom Gehirnstoffwechsel und zeigen so Mängel und krankhafte Veränderungen, die der Mediziner dann in Beziehung zu Hormonen und Botenstoffen aus dem Blut setzt und so beweisen kann, dass das, was wir fühlen, auch sichtbar gemacht werden kann.

Die Psychosomatik
im medizinischen System

Obwohl die wechselseitige Beziehung zwischen Körper und Seele an sich unbestritten ist, finden diese Auswirkungen in der medizinischen Krankheitslehre und im therapeutischen Vorgehen nur mühsam entsprechende Beachtung. Auch wenn die psychosomatische Literatur, wissenschaftliche Untersuchungen und therapeutische Maßnahmen große Erfolge erzielen – wirkliche Auswirkungen auf die breite Basis haben sie nicht.

Die Medizin ist im Laufe der Entwicklung zu einer Naturwissenschaft geworden. Evidence-based medicine ist das Credo, nur das Wiederholbare und das Beweisbare finden Eingang in die medizinische Wissenschaft. Und das ist zum größten Teil auch gut. Die medizinische Forschung hat sich damit einen eigenständigen Platz errungen und sich von philosophischen und religiösen Überlegungen und Einflussnahmen relativ unabhängig gemacht.

Ohne diese Bereiche kommt die Medizin jedoch nicht aus, sonst wird sie kalt und unmenschlich. Nicht nur im Bereich der Medizinethik, der Stammzellenforschung, der In-vitro-Fertilisation (der künstlichen Befruchtung), der Schwangerschaftsunterbrechung etc. ist ein großer Teil der Medizin mit ethischen, religiösen und philosophischen Überlegungen verknüpft. Auch die tägliche Begegnung, die Kommunikation, die Fürsorge, die Verantwortung, das Arbeitsklima und leider auch große Bereiche der Psychosomatik sind der naturwissenschaftlichen Beweisführung nicht leicht zugänglich.

Wir müssen uns also die grundsätzliche Frage stellen, wie weit die Medizin auch eine Geisteswissenschaft sein muss. Widerstrebt es nicht dem Menschsein, den Menschen auf die physikalischen und biochemischen Parameter zu reduzieren? Einer der großen Vorreiter der Psychosomatik, Thure von Uexküll, hat das Maschinenmodell in der Medizin beklagt. Er fordert eine grundsätzlich andere Sichtweise, einen Paradigmenwechsel und führt den etwas sperrigen Namen „bio-psycho-soziales System" ein. Er betont, dass alle Erkrankungen im Zusammenspiel von biologischen, also körperlichen und organischen Funktionen, psychischen und seelischen, aber auch sozialen Funktionen, wie Beruf, Einkommen, Wohnverhältnisse etc., zu sehen sind. Wir wissen heute aus vielen Studien: Armut macht krank.

Der berühmte Chirurg Rudolf Virchow hat überheblich gemeint, dass er schon viele Leichen seziert, aber noch nie eine Seele gefunden habe. Zugegeben, wir sind heute deutlich weiter und niemand wird die Existenz der Psyche, der Seele bestreiten, trotzdem ist ein Rest dieser Grundhaltung zu spüren. Wo ist also ihr Platz in der Medizin?

Eine wesentliche Arbeit, die belegt, wie wichtig die Beachtung des psychischen Geschehens im Alltag ist, ist die Analyse von Stuhr und Haag, in der insgesamt 30 wissenschaftliche Arbeiten verglichen werden. Dabei wurde untersucht, wie viele Patienten in einem Allgemeinkrankenhaus und in Allgemeinpraxen unter behandlungsrelevanten psychischen Störungen leiden, die die körperliche Befindlichkeit mit beeinflussen – mit dem Ergebnis, dass im stationären Bereich 41,8 Prozent an behandlungsbedürftigen psychischen Störungen litten, in der Allgemeinpraxis sogar 49 Prozent. Da die meisten Menschen im Spital aber nur körperlich abgeklärt werden, bleibt der psychische Hintergrund der Erkrankung im Dunkeln und unbehandelt, der volkswirtschaftliche Schaden ist enorm. Ein chirurgischer oder internistischer Patient etwa wird bei der Aufnahme gründlich organisch durchuntersucht, um eine optimale Behandlung zu gewährleisten. Wird etwas übersehen, drohen rechtliche Konsequenzen. Anders aber ist das für die Psychosomatik: Hier dürfen die meisten Erkrankungen unerkannt und unbehandelt bleiben. Arolt hat 200 Patienten auf

internen und 200 auf chirurgischen Stationen untersucht und festgestellt, dass 46,5 Prozent unter einer psychischen Störung litten.
Dazu muss man wissen, dass nach einer europaweiten Studie (Herzog und Mitarbeiter) nur ungefähr zwei Prozent der Patienten im
Allgemeinspital eine psychiatrische, psychologische oder psychotherapeutische Mitbehandlung erfahren, Tendenz steigend.

Jetzt werden Sie sich als Leser dieses Buches vielleicht denken,
dass Ihnen das gerade noch fehlt, wenn Sie in einem Spital auch
noch einem Psychotherapeuten, einem Psychologen oder gar
einem Psychiater vorgestellt würden. Mit dieser Ablehnung befinden Sie sich in bester Gesellschaft, nur wird damit trotzdem
eine große Chance vergeben. Denn die meisten psychischen Mit-
erkrankungen im Spital wären gut behandelbar: Erschöpfungs-
zustände, Stresssymptome, Depressionen, die sich in Form körperlicher Beschwerden ausdrücken, Schmerzen, die eine Unzahl
von Belastungsfaktoren im Hintergrund haben können, Alkohol-
probleme, die ein klares therapeutisches Konzept benötigen und
in den Griff zu bekommen sind.

Beispiel

Ein junger Mann wird mit unklaren Bauchschmerzen auf der
Chirurgie aufgenommen und genau medizinisch untersucht. Blut-
befunde, Ultraschall, endoskopische Abklärung usw. werden er-
hoben. Es wird nichts Organisches entdeckt, das die Schmerzen
erklären könnte. Normalerweise wird der Chirurg dem Patienten
dann eben mitteilen, dass erfreulicherweise nichts Organisches
gefunden worden, dass der Patient also gesund ist. Der Patient
freut sich natürlich über diese Mitteilung und geht nach Hause.
Eine große Chance ist damit vertan. Seine Probleme am Arbeits-
platz, seine Konflikte mit den Eltern und seine Sorgen mit der
Freundin sind nicht zur Sprache gekommen. Er hat keinen Ver-
bündeten gefunden, keine Ansprechperson, bei der er sich ent-
lasten konnte, keinen Fachmann, mit dem er besprechen konnte,
wie er besser mit seiner Notsituation umgehen könnte. Mit Glück

wird er seine Belastungssituation selbst überwinden und seine
Probleme in den Griff bekommen können. Oft ist das jedoch an-
ders, und genau daraus ergibt sich das Problem der medizinisch
bedingten Chronifizierung.

Dass das kein Einzelfall ist, belegt auch die folgende Studie: Nach
einer Untersuchung im St.-Johanns-Spital von Maier und Wenger
im Universitätsklinikum Salzburg wurden in den Jahren 1995 bis
1998 220 Patientinnen aufgrund von chronischen Unterbauchschmerzen mithilfe einer Beckenspiegelung – einem zwar kleinen
endoskopischen Eingriff, aber immerhin ein chirurgischer Eingriff mit Eröffnung der Bauchwand – untersucht. Von den 220
Patientinnen hatten 122 einen unauffälligen Organbefund, nur
60 von diesen 220 Patientinnen wurde angeboten, mit einer
Psychologin oder Psychotherapeutin zu sprechen. 13 davon lehn-
ten dieses Angebot ab, die anderen waren zu einem Gespräch bereit und konnten so die Zusammenhänge zwischen den Schmerzen und einer psychischen Belastung oder Erkrankung abklären.

Aus psychosomatischer Sicht wäre eine andere Vorgehensweise sinnvoll. Da klar ist, dass bei mindestens der Hälfte der
Untersuchten keine organische Ursache zu finden sein wird, sollte
bei allen Betroffenen ein Gespräch erfolgen, um herauszufinden,
welche psychodynamischen Gründe die Unterbauchschmerzen
bewirken könnten. Oft sind es Beziehungsprobleme, erlittene sexuelle Grenzüberschreitungen, ein Kinderwunsch oder ein Ener-
giedefizit im Sinne der allgemeinen Überforderung, die sich im
Unterbauch äußert. Die Sicherung dieses Gespräches, das die
Hintergrundverbindungen verständlich macht, sollte im Routine-
programm jeder Abklärung enthalten sein. Wir sprechen von der
„psychosomatischen Basisversorgung".

Und so möchte ich eine große Lanze dafür brechen, dass von
beiden beteiligten Parteien, also sowohl von der Patientenseite als
auch von der Medizinerseite, das Psychische und Seelische mehr
Beachtung und Akzeptanz finden. Die Patienten scheuen die Dia-

gnose der Depression genauso wie die Mediziner und sind sich dabei nicht bewusst, dass dadurch auch die Heilungschance missachtet wird.

Aus meiner Sicht hat das jedoch durchaus auch eine rechtliche Konsequenz. Eine Depression beispielsweise kann sich auch in starken Schmerzzuständen ausdrücken und einen langen Krankenstand verursachen. Diagnostiziert der Arzt die Depression nicht, wird sie nicht behandelt und die Schmerzen können nicht gebessert werden. Der dadurch ausgelöste längere Krankenstand, das unnötige Leiden, der eventuell eingetretene Verdienstentgang etc. könnten Thema einer Klage werden. Und das Bild verändert sich nur langsam.

Weltweit werden sogenannte Konsiliardienste in Allgemeinkrankenhäusern installiert, eigene psychosomatische Dienste also, in denen Psychotherapeuten, Psychologen und Psychiater zusammenarbeiten, die die psychische Behandlung der Patienten auf den einzelnen Stationen übernehmen. Im österreichischen Krankenanstaltengesetz von 1991 wird eine ausreichende psychologische und psychotherapeutische Versorgung im Allgemeinkrankenhaus gefordert und festgehalten. Die durchschnittliche Versorgungskapazität dieser psychotherapeutischen und psychiatrischen Einrichtungen beträgt nach der bereits erwähnten Studie Herzogs durchschnittlich jedoch nur zwei Prozent, und diese zwei Prozent sind wiederum den 41,8 Prozent gegenüberzustellen, die tatsächlich unter einer psychischen Störung leiden. Die Frage lautet daher, auch wenn die Tendenz steigend ist: Was passiert mit dem restlichen Prozentsatz?

In der Psychosomatik sprechen wir in diesem Fall von iatrogener Chronifizierung, von einer Verlängerung der Beschwerden, die durch das medizinische System herbeigeführt wird. Dadurch, dass bei entsprechenden körperlichen Beschwerden die Patienten keinen Zugang zu dem psychischen Faktor finden und damit die psychische Erkrankung, die die Beschwerden eigentlich bewirkt, nicht diagnostiziert wird, bleibt sie bestehen. Die Patienten lassen sich aufgrund der tatsächlich verspürten Beschwerden immer wieder durchuntersuchen, da der Zusammenhang mit der psychischen Überlastung für sie nicht nachvollziehbar ist. Nach Untersuchungen von Reimer sowie in anderen Studien beträgt die durchschnittliche Chronifizierung fünf Jahre. Der volkswirtschaftliche Schaden aus wiederholten körperlichen Durchuntersuchungen, stationären Wiederaufnahmen, verlängerten Krankenständen und dem hohen Medikamentenverbrauch sowie Berufsunfähigkeitspensionen ist dabei enorm.

Daher ist es wichtig, mit den Betroffenen gemeinsam den psychischen Hintergrund zu erarbeiten und damit das Verstehen des psychischen Geschehens und das Akzeptieren der psychischen Problematik zu ermöglichen. Erst daraus folgt die Diagnose und ein Behandlungskonzept, das sowohl medikamentöse Hilfe im Sinne von Unterstützung der körpereigenen Neurotransmitter, der „Glückshormone", als auch eine Psychotherapie einschließt und eventuell die Zuweisung an einen Psychotherapeuten oder Psychologen notwendig macht.

Und damit sind wir schon beim nächsten Problem: bei den Psychopharmaka. Medikamente, die das Nervensystem beeinflussen, das psychische und seelische Befinden, werden mit großem Argwohn betrachtet. Die Betroffenen leisten starken Widerstand, diese Medikamente einzunehmen. Sie meinen, dass es doch lächerlich sei, gegen psychische Überforderung Psychopharmaka zu verwenden. Sind sie einmal so weit gekommen, das Psychische an ihrer Erkrankung, an ihrem Zustand zu akzeptieren, meinen sie: „Das muss man doch selbst schaffen können."

Ein wesentlicher Teil dieses Buches zielt auf dieses „Selbstschaffen-Können" auch ab. Nur ist zu bedenken, dass wir sowohl durch alle angeführten Übungen als auch durch andere Entspannungsverfahren, aber auch durch Psychotherapie das Nervenhormonsystem beeinflussen, wie wir in den neuen bildgebenden Verfahren der Medizin beweisen können. Wir werden dem psychischen und seelischen Geschehen auch sicherlich mit Psychopharmaka nicht gerecht, wir sollten uns nur vor Augen halten, dass bei einem Gefühl der Erschöpfung, des „Ausgebranntseins", der Depression ein Mangel an Neurotransmittern, an Botenstoffen des Gehirns besteht und dass wir diesen Mangel mit Medikamenten ganz gut ausgleichen können.

Auf dieser medikamentösen Schiene werden Sie Ihren tatsächlichen Sorgen als Betroffener natürlich nicht gerecht. Aber vergleichen Sie den Menschen einmal mit einer Firma. Es kann möglich sein, dass ein Betrieb in die „roten Zahlen" rutscht. Er wirtschaftet defizitär. Selbstverständlich ist es notwendig, diesen Betrieb zu sanieren. Man muss unter anderem auf die Produktionsabläufe achten, berücksichtigen, wo wirtschaftlicher produziert und wie die innere Harmonie zwischen Einkauf und Verkauf verbessert werden kann. Manchmal wird dieser Umstrukturierungsprozess jedoch zu wenig sein. Eine Finanzspritze von außen, ein finanzkräftiger Partner muss aus dem Tief heraushelfen, damit alles wieder in Fluss kommen kann. Und so können Sie die Psychopharmaka auch wie die Finanzspritze, wie den finanzkräftigen Partner sehen.

Durch die Erkenntnisse der Hirnforschung ist relativ klar, um welche Stoffe es sich handelt. Das System der Botenstoffe ist zwar kompliziert und bei Weitem noch nicht ganz erforscht, aber man weiß, dass Serotonin und Noradrenalin einen entscheidenden Einfluss haben. Ein Serotoninmangel drückt sich in Antriebsarmut, Abgeschlagenheit, Gereiztheit, körperlichem Unbehagen, Schmerzen, dem Gefühl, sich Dinge nicht mehr richtig merken zu können, Konzentrationsstörungen, Angstzuständen und Depressionen aus. Sie sehen schon, dass die „Depression" nur ein Teil aus einem ganzen Bündel an Beschwerden ist, die auftreten können. Daher neige ich dazu, viel mehr von einem Serotoninmangel-Syndrom zu sprechen, weil das viel einleuchtender ist und den Nagel eher auf den Kopf trifft, als alles unter „Depression" zu subsumieren.

Psychosomatik für den Arzt

Die Psychosomatik erfordert ein spezielles Fachwissen. In der Praxis bedeutet das, dass zu einem Medizinstudium und zu einer Ausbildung zum Allgemeinmediziner oder Facharzt noch eine weitere Ausbildung oder zumindest Zusatzqualifikation notwendig ist. Das Problem ist nur, dass weder im Spital noch in der Praxis im Rahmen des Routinebetriebs genügend Zeit für die spezielle Behandlung psychosomatischer Beschwerden zur Verfügung steht. Es muss also eine Extrazeit dafür reserviert werden, zum Beispiel am Nachmittag, was wiederum eine Umstrukturierung der Ordination für diese Zeit erfordert.

Aber es wäre auch nicht zwingend notwendig, dass Ärzte die psychotherapeutische Behandlung von psychosomatischen Erkrankungen selbst übernehmen. Es gehört in den Bereich der medizinischen Träume, dass Körper und Seele immer nur gemeinsam behandelt werden können. Sie sind zwar untrennbar miteinander verbunden und der eine Teil beeinflusst den anderen, aber die Behandlung wird sich oft aufteilen müssen. Die Aufgabe des Arztes besteht darin, die Zusammenhänge zu erkennen, anzusprechen, die Diagnose zu stellen und mit dem Patienten gemeinsam ein erweitertes Behandlungskonzept zu erarbeiten. Dazu gehört natürlich auch, dass eine gute Verbindung zwischen Arzt und Psychotherapeut vorhanden ist, damit die Motivation zur Psychotherapie noch persönlicher vermittelt werden kann. Das Wissen um die psychosomatische Gesprächsführung ist somit in jedem Fall notwendig.

Die Gespräche mit dem Arzt sind ein ganz wichtiger Teil der Gesamtstrategie. Der Mediziner Sándor Bálint sprach vom „Arzt als Medizin" und betonte damit, wie wichtig die psychische und seelische Haltung des Arztes ist. Das Gespräch sei das Wichtigste, das ganzheitliche Verstehen, selbst wenn es notwendig ist, ein Medikament zu verordnen. Die psychosomatische Gesprächsführung, das Erfassen des psychischen Hintergrundes, die Sorgen, Belastungen und Überforderungen des Patienten sowie seine soziale Situation sollten zum medizinischen Basiswissen gehören und bereits im Medizinstudium und in der weiteren Ausbildung vermittelt werden. Auch das gemeinsame Erarbeiten der Wechselwirkungen zwischen seelischer Belastung und körperlicher Befindlichkeit sowie das gemeinsame Erarbeiten eines speziellen Therapieplanes mit Einbeziehen eines psychosomatischen Spezialisten würden dabei zur psychosomatischen Grundversorgung gehören.

Für die in der Psychosomatik spezialisierten Ärzte ergibt sich ein sowohl finanzielles als auch zeitliches Konkurrenzverhältnis. Von befreundeten Ärzten weiß ich, dass ein Arzt in der Praxis mindestens 200 Euro in der Stunde umsetzen muss, damit er seine Ordination mit allen Ausgaben wie Personalkosten und andere Aufwendungen finanziell gut führen kann. Ein psychotherapeutischer Stundensatz in dieser Höhe ist unvorstellbar, das heißt, der Arzt ist gezwungen, sich zu entscheiden: mehr Biologie im Sinne von Technik, Ultraschall, Labor etc. mit Ordinationshilfen oder mehr Psychotherapie mit weniger Techniken und keiner Ordinationshilfe. Eine gute Möglichkeit könnte ich in folgender Lösung sehen: Der Arzt ist Anlaufstelle und Drehscheibe. Er übernimmt für alle Patienten die organische Abklärung und zieht für die psychosomatischen Problemstellungen entsprechende Spezialisten bei. Das bedeutet, er vermittelt eine Behandlung bei Ärztinnen und Ärzten mit Psychotherapieausbildung oder Psychotherapeuten, die sozusagen in seinem Umfeld und Energiekreis arbeiten und mit denen er auch einen regen fachlichen Austausch hat.

Um diesen Prozess besser strukturieren zu können und sowohl den betroffenen Patienten als auch den zuweisenden Ärzten eine Orientierungsmöglichkeit zu geben, haben wir in Österreich das „Netzwerk Psychosomatik" gegründet und installiert. Über die Homepage (www.netzwerk-psychosomatik.at) stellen sich viele Kollegen mit ihren Spezialausbildungen vor, sodass einerseits die richtige Arztwahl, andererseits die richtige Zuweisung erleichtert wird.

Ich bin überzeugt, dass der Psychosomatik nur so zum Durchbruch verholfen werden kann, dass sich Ärzte und Psychotherapeuten auf die Behandlung der verschiedenen Krankheitsbilder spezialisieren. Nehmen wir zum Beispiel ein Krankheitsbild, das in den Industrieländern immer mehr an Bedeutung gewinnt: die Fettsucht. Durch das zunehmende Übergewicht entstehen eine Reihe von Folgeerkrankungen: Bluthochdruck, Zuckerkrankheit, Gefäßveränderungen, Neigung zu Herzinfarkt und Hirnschlag etc. Die Behandlung der Fettsucht ist jedoch eine eigene Wissenschaft. Die diversen Magazine und Frauenzeitschriften sind voll von Diätvorschlägen und guten Tipps, wie man möglichst rasch mit möglichst wenig Aufwand möglichst viele Kilos verlieren kann. Dass es so nicht funktioniert, sondern dass wesentlich kompliziertere Mechanismen eine Rolle spielen, davon kann jeder Übergewichtige ein Lied singen.

Um mit den Betroffenen gemeinsam dieses Krankheitsbild in den Griff zu bekommen, braucht man Spezialisten. Das heißt jedoch nicht, dass diese Spezialisten andere Krankheitsbilder, wie zum Beispiel Asthma, genauso effizient behandeln können. Eindeutig ist die Situation beim Zahnarzt. Ich bin mit einem Dentisten befreundet, der meint, dass er anhand der Zähne einen Einblick in die seelische Befindlichkeit des Patienten hat, der vor ihm im Stuhl sitzt. Zahnabrieb, Zahnstellung und Zustand der Pflege der Zähne lassen Rückschlüsse auf Stress, unterdrückte Aggression oder Überforderung zu. Was tut ein Zahnarzt, der die seelische Situation seiner Patienten erkennt? Er kann auf die psychosomatischen Zusammenhänge hinweisen, er kann sagen, dass Belastungen, Stress und Aggressionen an den Zähnen sichtbar werden. Er kann motivieren, indem er betont, dass Gespräche zur Entlastung führen können. Er kann darauf hinweisen, dass er eng mit Psychotherapeuten zusammenarbeitet und dass gemeinsam große Erfolge erzielt werden konnten. Er kann die Angst lindern und betonen, dass keiner dem Patienten zu nahe treten möchte, sondern dass es sich um ein Angebot handelt, das zum Medizinischen und Menschlichen selbstverständlich dazugehören sollte. Er kann eine erweiterte Form der Medizin anbieten und vermitteln, die Psychotherapie wird er aber nicht selbst durchführen.

Die Abwehr der Betroffenen

Ein wesentlicher Grund, warum die Wahrnehmung des seelischen Anteils an körperlichen Erkrankungen so langsam Eingang in das medizinische System findet, ist das schon beschriebene unbewusste Zusammenspiel von Patienten- und Arzt-Interessen. Aufseiten der Patienten ist es zwar durchaus erlaubt, seelische Belastungen zu haben, unter Konflikten zu leiden und einem Übermaß an Stress ausgesetzt zu sein. Es ist jedoch nicht erlaubt, so zu leiden, dass eine körperliche Erkrankung daraus resultieren könnte.

Die gängige Abwehrformel eines betroffenen Patienten, der einem „Psychospezialisten" vorgestellt werden soll, lautet: „Ich bin doch nicht verrückt." Es bedarf also erhöhter Erklärungs- und Motivationsanstrengungen des zuweisenden und behandelnden Arztes, wenn ein Betroffener den seelischen Anteil seiner Erkrankung reflektieren soll. Körperlich krank zu sein ist gesellschaftlich akzeptiert; seelisch belastet zu sein, unter Stress zu leiden, ist ebenfalls anerkannt. Jedoch seelisch so zu leiden, dass eine seelische oder körperliche Erkrankung entsteht, das ist nicht nur nicht anerkannt, sondern löst Angst aus und wird mit Ausstoßungstendenzen von der Gesellschaft bestraft.

Diese Erkrankungen haben den Nimbus des Unheimlichen, Unberechenbaren und auch Mystischen. Und genau diesen Ängsten möchte ich entgegentreten. Natürlich sind schwere Erkrankungen eine Belastung. Sie sind jedoch auch eine Herausforderung, sowohl für den Betroffenen als auch für den Angehörigen. Mit einer schweren Erkrankung gerät man zwangsläufig an die Grenzen seines Problemlösungsrepertoires. Sollte diese Grenze überschritten werden, so ist sicherlich Hilfe von außen, von einem Spezialisten angezeigt. Patienten haben jedoch oft irrationale

Ängste vor Fremdbestimmung. Dazu kommen die schon beschriebenen Vorurteile gegen Psychopharmaka, auch wenn es Antidepressiva sind.

Die psychische und psychosomatische Krise ist dadurch definiert, dass die bis dahin erlernten Problemlösungsstrategien nicht ausreichen und mit Verzweiflung oder einer weiteren körperlichen Verschlechterung reagiert wird. Mit psychotherapeutischer und sozialer Hilfe sollte es jedoch möglich sein, die neue Situation zu bewältigen. Hilfestellungen, die man in Tagen gibt, in denen man genügend Energie hat, anderen zu helfen, bewirken eine Erweiterung des eigenen Problemlösungsrepertoires.

In der Stresstheorie lässt sich diese Erweiterung auch auf der Basis der hormonellen Umstellungen beweisen. Bei wiederholten kontrollierten Stressbelastungen wird ein Teil des Nervenhormonsystems besonders aktiviert: das noradrenerge System. Dies sorgt, wie Gerald Hüther in seinem Buch „Biologie der Angst" beschreibt, für eine verbesserte Erregungsausbreitung und das Ausbilden von vermehrten Verbindungsstellen im Nervensystem sowie in weiterer Konsequenz für verbesserte Lern- und Gedächtnisleistungen. Dabei handelt es sich jedoch um einen gewollten Stress, eine positive Herausforderung. Die wiederholte, nicht kontrollierbare Stressbelastung mit dem Gefühl des Versagens und der Hilflosigkeit aber führt im Nervenhormonsystem zu gegenteiligen Effekten, nämlich zur Verminderung von Nervenverbindungen und damit auch zu einer Verschlechterung von Gehirn- und Gedächtnisleistungen. Auch die Produktion von Sexualhormonen wird unterdrückt, was die sexuelle Funktionsstörung bei Menschen mit chronischer Überforderung erklärt.

Belastungen, Schwierigkeiten im Leben oder Krankheiten sollen eine Herausforderung zur aktiven Bewältigung darstellen und ein Anstoß sein, sich bei einem Gefühl von Überforderung, Versagen oder Hilflosigkeit fachkundigen Rat zu holen. Immer wieder höre ich von Menschen, insbesondere von Jugendlichen: „Da würde ich lieber sterben, als eine solche Erkrankung oder solch einen Schicksalsschlag zu ertragen." Diesbezüglich ist die Integration von Behinderten in öffentlichen Kindergärten und Schulen ein wesentlicher Vorteil, denn so können Nichtbehinderte lernen, mit diesem „Anderssein" umzugehen und dadurch ihr eigenes Rollenrepertoire erweitern, indem sie Hilfestellungen geben, ohne negative Gefühle zu entwickeln. Und man lernt auch, sich in positiver Form abzugrenzen und die Grenzen der Hilfestellungen zu akzeptieren.

Hier sehe ich einen weiteren wichtigen Punkt im Erfassen der psychosomatischen Grundzusammenhänge: Der Mensch ist in den meisten Bereichen selbst gut in der Lage, mit schwierigen Situationen umzugehen, er muss sich nur ausreichend damit beschäftigt haben. Dieses Buch soll einen Beitrag dazu leisten.

Am 2. Weltkongress für Psychotherapie hat eine Teilnehmerin gemeint, dass in der Schule zwar Mathematik, Sprachen, Rechtschreibung und vieles mehr gelehrt werden, jedoch viel zu wenig über die Seele und die Psyche. Dadurch bleibt es jedem selbst überlassen, im Laufe seines Lebens mehr oder weniger viel über sich und seine Psyche zu erfahren. Dieses Wissen ist aber für die Partnerschaft und Kindererziehung von immenser Bedeutung, deswegen sollte auch die Gesellschaft ein großes Interesse daran haben, denn damit könnte viel Leid verhindert werden.

Erster Teil

Wie entstehen psychosomatische Erkrankungen?

Die Entstehungstheorien der psychosomatischen Erkrankungen sind einem starken Wandel unterworfen. War früher der psychogenetische Ansatz in weiten Bereichen führend, so ist dieses Denken verlassen worden und einer ganzheitlicheren Sichtweise gewichen. Ein Bündel an Faktoren beeinflusst den Prozess, wobei genetische, biologische, psychische und soziale Aspekte eine entscheidende Rolle spielen.

Die Symptome einer psychosomatischen Erkrankung sind grundsätzlich als Signal für eine Störung zu sehen, so wie ein Warnlämpchen am Armaturenbrett eines Autos einen Fehler des Systems signalisiert. Das psychosomatische Symptom wird so lange bestehen bleiben, bis eine ausreichende Gesamtbehandlung nach dem bio-psycho-sozialen Modell erfolgt und somit das Symptom nicht mehr notwendig ist. Es kann demnach auch als eine Handlungsanweisung verstanden werden.

Hier möchte ich Ihnen nun einige Theorien und psychische Mechanismen für die Entstehung psychosomatischer Erkrankungen näher bringen. Nehmen Sie bitte keine dieser Entstehungstheorien für sich allein, sondern versuchen Sie, die angeführten Faktoren miteinander in Verbindung zu bringen. Machen Sie sich Ihr eigenes Bild oder noch besser, versuchen Sie Ihre eigene Szene, Ihren eigenen „inneren Film" zu drehen. Nehmen Sie die Faktoren, die Ihnen nachvollziehbar und verständlich erscheinen. Die Entstehungsbedingungen tragen in sich stets die Anregung zum aktiven Gegensteuern. Alle Entstehungsbedingungen sind so formuliert, dass gleichzeitig eine Handlungsanleitung zur Korrektur enthalten ist. Da jedoch weite Bereiche der Seele dem direkten

Zugang der Vernunft verschlossen sind, stelle ich Ihnen im dritten Abschnitt des Buches Übungen vor, wie Sie zur inneren Harmonie und Ausgeglichenheit gelangen und damit auch ein Mehr an psychischer und körperlicher Gesundheit erreichen können.

Die Konversionstheorie

Das Wort „Konversion" stammt aus dem Lateinischen und bedeutet „verdrehen", „verkehren". Ein Konversionssymptom entsteht, wenn ein intensiver innerer Wunsch nicht gelebt, nicht in die Tat umgesetzt werden kann, nicht einmal gedacht werden darf, da er auf innere und äußere Verbote trifft. Es bildet sich ein Konflikt, der aus dem Bewusstsein verdrängt wird. Er wird dann ins Körperliche verdreht, verlagert und findet dort seinen Ausdruck. Oft sind es Schmerzzustände, aber auch organisch nicht erklärbare Erkrankungen, selbst Lähmungen.

Beispiel
Eine Frau ist unverheiratet geblieben und hängt sehr an ihrem Vater. Dieser ist in der Zwischenzeit ein sehr betagter Herr geworden, er braucht die Pflege und Fürsorge seiner Tochter. Er ist schon seit vielen Jahren verwitwet und hat sonst niemanden, der sich um ihn kümmert. Die Tochter erfüllt liebevoll die Aufgabe über viele Jahre. Plötzlich auftretende Schmerzen im Schulterbereich unterbrechen die Pflege. Sie ist nun selbst pflege- und behandlungsbedürftig und kann sich nicht mehr um den Vater kümmern. Allein der Gedanke an die Not des Vaters verstärkt die Schmerzen der Tochter ins Unerträgliche. Eine hinzugezogene Pflegerin kann die Tochter nicht ersetzen. Der Vater möchte, dass sie wieder rasch gesund wird, um ihm seinen Lebensabend weiter so schön zu gestalten, wie sie es jahrelang getan hat.
Die Tochter pilgert von einem Arzt zum anderen. Keiner kann helfen und sie von ihren Schmerzen befreien. Schmerzmittel füh-

ren zu Nebenwirkungen. Sie bekommt zusätzlich eine Gastritis, eine Entzündung der Magenschleimhaut. Sie kann im Gespräch mit mir genau die Zusammenhänge aufzeigen und beschreibt sogar von selbst die Zunahme der Schmerzen, wenn sie an die Pflege oder die Not des Vaters denkt. Sie ist jedoch nicht bereit, an dem Phänomen weiter psychotherapeutisch zu arbeiten. Sie hält daran fest, dass die Schmerzen eine organische Ursache haben müssen und möchte noch eine Spezialklinik für Schmerzbehandlungen aufsuchen, um geheilt und wieder funktionstüchtig zu werden.

Bei medizinisch unerklärbaren Beschwerden, Funktionsstörungen, Lähmungen oder Schmerzzuständen ist es also sinnvoll, den Gesamtzusammenhang zu erfassen, den Sinn der Beschwerden, den Auslöser und den psychodynamischen Hintergrund. Das ist oft nicht so einfach, wie dieses Fallbeispiel zeigt, da es sich um eine psychische Abwehrform handelt, die sich nicht so leicht entschlüsseln lässt. Selbst bei Menschen, die schließlich doch einsehen, dass es sich um ein psychosomatisches Geschehen handelt, und daher bereit sind, in der notwendigen Psychotherapie die Dinge umfassend zu verstehen und zu erkennen, stellt sich normalerweise ein großer Widerstand ein, sonst würde der Weg der Konversion nicht von Seele und Körper gemeinsam gewählt werden.

In unserem Fall hätte die Tochter dem Vater sagen können, dass ihr alles zu viel sei, dass sie selbst dringend eine Pause, eine Entlastung brauchen und dass ihr die Pflege zu viel Zeit und Energie nehmen würde, um andere Dinge zu tun, die sie in ihrem Leben wichtig findet. Es wäre ein offenes Gespräch möglich gewesen, und der Vater hätte von sich aus sagen können, dass es ihm wichtig sei, dass es der Tochter gut geht, dass sie auch ausgehen könne, sich um ihre Freunde kümmern und einen Lebenspartner suchen solle. Genau dieses offene Gespräch bleibt unerreichbar, und so entsteht aus einem Filz aus Schuldgefühlen, Überforderung und Aggressionen, die schon gar keinen Platz haben, eine ausweglose Situation, die über die Konversion zur psychosomatischen Erkrankung führt.

Die vegetative Neurose

Obwohl die Gesamttheorie von Franz Alexander, einem Pionier der Psychosomatik, heute überholt ist, sind folgende Phänomene weiterhin Grundlage der Entstehung psychosomatischer Erkrankungen:

Alexander betonte, dass Gefühle von Angst, Wut, Kränkung oder Enttäuschung automatisch mit entsprechenden Reaktionen des Vegetativums, des unwillkürlichen Nervensystems, einhergehen. Bei Wut oder Angst kommt es zu Herzklopfen, kalten Händen und Füßen, zu Schweißausbrüchen, zur Erhöhung der Herzleistung und des Blutdrucks. Diese vegetative Beteiligung ist äußerst wichtig, um auf die Anforderungen der Umwelt körperlich reagieren zu können. Von entscheidender Bedeutung ist jedoch, dass keine Stauungsprozesse entstehen. Emotionen, die nicht abgebaut werden können, die „hineingefressen" werden, die nicht durch positive Gefühle unterbrochen und abgelöst werden, bewirken Blutdrucksteigerung, Durchblutungsstörungen und in verschiedener Weise psychosomatische Erkrankungen.

Wenn Wut, Angst oder andere tiefe Gefühle nicht sein dürfen, weil es die Situation nicht zulässt oder auch, weil diese Gefühle in der Kindheit von den Eltern unterdrückt und „ausgetrieben" wurden, so wird das Gefühl zwar nicht mehr gelebt und auch nicht mehr wahrgenommen, das vegetative Nervensystem reagiert jedoch weiter in den entsprechenden Situationen, wie es reagieren muss und bewirkt eben genau diese beschriebenen Symptome: Herzklopfen, Unruhe, kalte Hände, Blutdruckerhöhung und anderes mehr.

Die mangelnde Möglichkeit, die seelischen Impulse durch Reden, Klagen, Weinen, Schreien oder anders abzureagieren, führt zu einem Stau, einer fortlaufenden Überbeanspruchung der Organe und damit zur psychosomatischen Erkrankung. Die konfliktbeladene, verletzende, traumatisierende Szene bleibt unbewusst im Hintergrund aktiv, und auch die begleitenden vegetativen Veränderungen dauern an. Störungen wie Herzrasen, Druckgefühl auf der Brust, aber auch Bluthochdruck entstehen. Wenn sich etwas dauernd auf den Magen schlägt, wird das genauso Veränderungen verursachen wie wenn einem etwas die Luft nimmt. Und dass eine chronische Verspannung in der Muskulatur einen erhöhten Druck auf die Gelenke, die Knorpel und Bandscheiben ausüben und dort Schmerzen und Abnützungserscheinungen bewirken wird, ist ebenso nachvollziehbar.

In der Psychotherapie sollte es gelingen, die vegetative Reaktion wieder verständlich zu machen, sie wieder mit dem Gefühl in Verbindung zu bringen. Manchmal ist es notwendig, frühe Botschaften wie „Männer weinen nicht", „Kinder dürfen nicht wütend sein", „Es hat keinen Sinn, gekränkt zu sein", „Gefühle zu zeigen macht angreifbar und schwach" zu hinterfragen und neu zu formulieren. Oft scheint die momentane Situation ausweglos. Es ist nicht möglich, die Gefühle zu ordnen, man wird „überrollt" von den Ereignissen. Und wer nimmt schon gern Hilfe von Freunden in Anspruch? Wer nimmt sich genug Zeit für sich selbst oder gar für eine professionelle Hilfe, wenn er nicht mehr ein noch aus weiß?

Es ist ein grundsätzliches Umdenken und „Umfühlen" notwendig, wenn Sie Fehlschaltungen auflösen möchten. Häufig bedarf es dafür tatsächlich der psychotherapeutischen Hilfe. Das Wesentliche müssen Sie ohnehin allein machen. Der Psychotherapeut kann jedoch helfen, die Weichen zu stellen und eine andere Betrachtungsweise der Zusammenhänge ermöglichen. Damit ist freilich Zeit verbunden, und für viele erscheint es wie das Erlernen einer Fremdsprache. Der Erfolg stellt sich nicht gleich ein, aber es ist eine unvergleichliche Erfahrung, in den konstruktiven Dialog mit sich selbst eintreten zu können und diesen Schritt für Schritt auszubauen.

Auch das körperliche Abreagieren sollte neu überdacht werden. Bei Kindern ist der Zusammenhang zwischen Fühlen und Bewegen augenscheinlich. Im Laufe des Erwachsenwerdens unterdrücken wir immer mehr die körperlichen Möglichkeiten, Stauungsprozessen entgegenzuwirken.

Die De- und Resomatisierungstheorie

Diese Theorie stammt von Max Schur. Der Frage nach dem „Warum" der psychosomatischen Erkrankung und nach der speziellen Organwahl kann man sich auch mit diesem „De- und Resomatisierungsmodell" nähern. Gemeint ist damit, dass im Laufe der kindlichen Entwicklung verschiedene Organsysteme im Mittelpunkt der lustbesetzten Aufmerksamkeit stehen.

Die ersten Monate des Säuglingslebens nannte schon Sigmund Freud die oral-dermatale Phase, also eine Zeit, in der der Mund und die Haut im Mittelpunkt stehen. Der Mund ist nicht nur für das Saugen wichtig, sondern „die Welt" wird durch den Mund erfahren, alles wird zum Mund genommen, um es zu erkunden. Ebenso wird die Haut von besonderer Wichtigkeit sein, wie man schon aus vielen Spielen mit Kindern ablesen kann. Welche Mutter, welcher Vater hat nicht das Kind liebkost, gesalbt, eingeölt, Spiele gespielt wie „Bauchblasen" oder „Zehenknabbern".

Nach der Desomatisierungstheorie ist dieses Organsystem bei genügender Aufmerksamkeit dann positiv energetisch besetzt und „aufgeladen", es wird sozusagen „beseelt".

Die Mutter erkennt, dass der Säugling Hunger hat, sie nimmt ihn in die Arme und stillt ihn oder gibt ihm das Fläschchen. Diese Szene hat jedoch nicht nur mit Nahrungsaufnahme etwas zu tun, sondern sie ist auch Ausdruck von Beziehung und Gefühlen. Die Mutter spürt instinktiv, was das Kind benötigt. Sie interpretiert den Wunsch des Säuglings, den er nicht artikulieren, sondern nur über psycho-motorische Unruhe oder Quengelei ausdrücken kann, richtig.

Mit der Szene der Nahrungsaufnahme sind Zuwendung, Wahrnehmen, Freude, Stolz, Geborgenheit, Halten, aber gleichzeitig auch das Setzen und Schützen von Grenzen verbunden. Die Mutter wird darauf achten, dass nicht zu viele äußere Einflüsse auf den Säugling einströmen, weil dadurch die Stillszene gestört wird, das Kind abgelenkt ist, zu trinken aufhört, zu schreien beginnt und weiteres Trinken verweigert. Eine hektische Atmosphäre oder eine hektische Grundstimmung der Mutter können eine deutliche Störung dieser Szene bedeuten.

Zur gleichen Zeit entsteht beim Säugling auch ein Gefühl von Vertrauen, dass seine Bedürfnisse von den Eltern erfüllt werden. Es ist ganz erstaunlich, wie genau Kleinkinder bereits wissen, was sie brauchen, wie sie sich auch ohne Worte verständlich machen können, wie gut sie im Ablehnen von Dingen sind, die man ihnen anbietet und die nicht dem entsprechen, was sie sich wünschen. Wünscht sich ein Kind Milchbrei, wird es ganz konsequent den angebotenen Tee verweigern, möchte ein Kind mit sechs Monaten beim Fenster hinaussehen, so hilft auch das liebevollste Hochnehmen und Herzen nichts – es ist in diesem Moment das Verkehrte.

Und selbst bei Säuglingen und natürlich noch viel mehr bei älteren Kindern wird eine Abgrenzung, die mit einem gewissen Maß an Aggression verbunden ist, spürbar. Diese Aggression stellt einen wesentlichen Teil im Seelenrepertoire eines Kindes dar. Sie zu zähmen ist eine wichtige Aufgabe der Beziehung und Erziehung. Steht auch die Haut zu Beginn im Mittelpunkt von Spielen und Kontakten, so nimmt ihre Bedeutung im Laufe der Zeit ab und ältere Kinder wehren sich gegen Streicheleinheiten ihrer Eltern, um sich abzugrenzen. Zur positiven Ablösung gehört auch, dass das Kind Zeit hat, sich selbst positiv zu spüren, wahrzunehmen und mithilfe von Übergangsobjekten eine Unabhängigkeit von den Eltern und Erziehungspersonen zu erreichen. Schmusedecken, Stofftiere und Schnuller können hier hervorragende Hilfe leisten.

In dieser frühen Szene wird auch in Bezug auf den Bewegungs- und Stützapparat etwas grundlegend gebahnt: Der Säugling hat den Eindruck, dass er willkommen ist, dass er angenommen ist und dass er geliebt wird. Das ermöglicht ihm, sich zu entspannen, angstfrei und vertrauensselig zu sein. Andererseits kann er seinen Gefühlen durch entsprechendes Strampeln, Strecken und Wälzen freien Lauf lassen. Die Muskeln sind also in einer angenehmen, teils freudig gespannten, teils entspannten Haltung, sind auf Wachsen, Reifung und Kräftigung eingestellt und nicht durch Unlust, Kränkung, Sorgen oder Ängste verspannt. Aber auch aggressive Impulse und Handlungen sollten möglich sein. Der Säugling strampelt vor Wut, wirft sich herum und stemmt sich weg. Auch diese Handlungen brauchen von elterlicher Seite einen Rahmen. Es ist ganz wichtig, dass diese Impulse gelebt und im „aggressiven Dialog" kanalisiert werden können. Denn Stauungsphänomene finden in vielfältiger Weise ihren Ausdruck: Kopfschmerzen zum Beispiel, Bauchweh, dauernde Unruhe oder Weinerlichkeit, Trinkverweigerung, Verspannungen oder Hautveränderungen können so entstehen.

Hier sehen wir also, dass die tiefste Stufe der Somatisierung, der Körperlichwerdung, in dem prinzipiellen Willkommensein liegt, in der Botschaft des „Ich freue mich, dass du da bist", „Ich bin stolz auf dich", „Du bist okay", „Du bist gesund", „Ich habe Zeit für dich", verbunden mit Liebesfähigkeit, Vertrauen und Entspannung, einem sehr frühen „Sich-selbst-Wohlfühlen". Und genau diese Ebene wollen wir als Ziel wieder erreichen, wenn wir unser Seelenhaus kontrollieren und dort, wo es Mängel aufweist, mit den entsprechenden Übungen nachbessern (siehe Kapitel „Das Seelenhaus").

Die nächste Stufe in der Somatisierung des Bewegungs- und Stützapparates bezieht sich schon mehr auf die direkte Bewegung und Beweglichkeit. Auf der Basis des prinzipiellen Akzeptiertseins wird das Kind einen Bewegungshunger entwickeln, einen Aktionshunger, es wird sich selbst durch Kopfheben, Strampeln und Wenden erfahren können. Die stolze Zufriedenheit der Eltern, die Freude über die zunehmenden Fähigkeiten des Kindes, das lustig in der Badewanne strampelt, schon das Köpfchen halten und sich umdrehen kann, begleiten das Kind. In dieser nächsten Stufe ist die Frage verankert: „Wie viel Beweglichkeit ist erwünscht?" oder „Wird meine Beweglichkeit mit Ängstlichkeit oder Überforderung durch die Mutter oder den Vater beantwortet?" Beweglichkeit bedeutet auch Gefahr – die Gefahr, aus den Händen rutschen, vom Wickeltisch fallen zu können etc. Einerseits ist die Gefahr real und besteht die Aufgabe der Eltern natürlich auch darin, die Gefahren möglichst gering zu halten und ihnen vorzubeugen. Andererseits sehe ich auch Formen von Ängstlichkeit, die das reale Gefahrenpotenzial deutlich übersteigen. Und die Ängstlichkeit der Eltern wird wiederum mit der Ängstlichkeit des Kindes, mit Verspannungen und Verkrampfungen, mit Hemmung oder auch mit gesteigerter motorischer Aktivität beantwortet werden.

Durch seine motorische Entwicklung entfernt sich das Kind immer mehr von den Eltern. Klar ist, dass in dieser Zeit das erste Mal ein tatsächliches „Nein" von den Eltern zu hören sein wird. Die Eltern müssen darauf achten, dass das Kind nicht irgendwo hinunterfällt, es könnte in eine Steckdose greifen, das Tischtuch hinunterziehen, sich mit heißer Flüssigkeit übergießen oder andere verbotene Dinge tun, wie die Zimmerpflanzen rupfen. Es sollte jedoch zu keiner Lähmung des Kindes infolge einer Überängstlichkeit der Eltern kommen. Dieses „Nein" der Eltern ist von größter Wichtigkeit für die gesunde Entwicklung des Kindes. Es muss Grenzen erkennen lernen und benötigt die elterliche Anleitung als Orientierung. Wichtig ist, sich in dieser Zeit die Beziehung zwischen Kind und Eltern genauer anzusehen. Wie läuft die Interaktion? Sind beide Teile einigermaßen zufrieden? Eine lustvolle Besetzung des Bewegungs- und Stützapparates wird im Kind eine körperliche Freiheit, Ausgelassenheit und ein positives „Sich-selbst-Spüren" ermöglichen.

Und schon die nächste Stufe der Entwicklung ist auch die nächstgefährliche. Das Kind kann bereits laufen, springen, rutschen, schaukeln und irgendwo hinaufklettern. Auch hier ist wie-

der die Frage, wie die Eltern diese Fähigkeiten beantworten, inwieweit sie ein Mittelmaß finden können zwischen Angst und der
Bereitschaft, Freiheit zu geben, aber auch Schutz durch Nein-
sagen, und das ist oft gar nicht so einfach. Aus der Fülle der
Botschaften wird sich eine körperliche Grundhaltung, ein Maß an
Verspannung und Freiheit, Loslassenkönnen und Aktionsbereit-
schaft ergeben. Eine weitere Frage ist, aus welcher Hintergrund-
motivation die Bewegung des Kindes gesteuert wird: Ist es die
Freude an der Entwicklung oder ein Leistungsaspekt? Und immer
wieder sehen wir einen Wettbewerb der Eltern untereinander:
„Mein Kind kann schon den Kopf selbst halten, mein Kind dreht
sich schon selbst um, mein Kind steht schon, läuft schon, rutscht
schon, braucht keine Windeln mehr" usw. Nicht das Ermöglichen
der Entwicklung des Kindes steht also im Vordergrund, sondern
die Befriedigung der Bedürfnisse der Eltern. Genau diese beiden
Ansätze sind in der Psychosomatik der Störungen im Bewegungs-
und Stützapparat zu beachten: einerseits die frühe Szene der
nährenden, zugewandten, fürsorglichen, energetischen Anreiche-
rung, andererseits das Herausnehmen aus dem Leistungsprinzip.

Beispiel
*Typische Fälle, in denen wir die Probe aufs Exempel erkennen
können, sind der Tennisarm oder auch die Sehnenscheidenent-
zündung. Der Tennisspieler mit dem Tennisarm ist leistungsbe-
zogen, und das auch in Bezug auf seine Behandlung und deren
Erfolg. Der Ellbogen wird gesalbt, gewickelt, infiltriert. Schmerz-
stillende Medikamente beziehungsweise Injektionen werden verabreicht. Das Ziel ist: Der Ellbogen muss wieder funktionieren.
Er muss schmerzfrei sein. Wenn der Ellbogen trotz „guter Behandlung" nicht funktioniert, wiederholt sich das alte Muster.
Die Behandlung wird intensiviert, die Stimmung wird aggressiver
und strenger. Der Tennisspieler beginnt auf seinen Ellbogen
wütend zu werden. Er gibt ihm die Schuld für Misserfolg, Abrut-
schen in der Rangliste oder eventuellen Verdienstentgang. Dabei*

spielt sich eine typische Erziehungsmethode ab, in der der Leistungsdruck überwiegt und der liebevolle, nährende, fürsorgliche Anteil in den Hintergrund gerät.

Da sich damit oft keine Verbesserung einstellt, suchen die Patienten den Psychosomatiker auf. Die Aufgabe der Therapie besteht nun darin, eine Gleichstellung zwischen prinzipieller Akzeptanz, Liebe und dem Leistungsprinzip zu erreichen. Zu betonen sind also die Werte, die entwicklungspsychologisch vor dem Einsetzen des Leistungsprinzips kommen. Die Zuwendung, das Achten darauf, was der Ellbogen jetzt eigentlich braucht, die prinzipielle Liebe, auch wenn Leistung derzeit nicht erbracht wird. Das Gewähren von Schutz, Ruhe, Entspannung und Geborgenheit und die Visualisierung, dass eine stärkende und kräftigende Ernährung des Ellbogens erfolgt. Im Rahmen der Visualisierungsübungen kommt es zu einer Verbesserung der Durchblutung des Ellbogens, zu einer Entspannung, und die Patienten berichten, dass ein Gefühl der liebevollen Entspanntheit entsteht, obwohl sie zuerst den Eindruck hatten, dass der Ellbogen ein Kampfschauplatz ist.

Auch hier sehen Sie, dass Körper und Seele nach einem bestimmten Muster aufgebaut sind. Die Basis bildet die prinzipielle Liebe, die Akzeptanz, und erst wenn diese Ebene gesichert ist, kann wieder die nächste Stufe, die Leistung, gefordert werden, wobei die prinzipielle Liebe nicht wieder vernachlässigt werden darf, da sonst erneut die Störung auf der sichtbaren körperlichen Ebene droht. Das meine ich mit „Seelenhaus", es gibt ganz klar ein Oben und ein Unten, ein Fundament und ein Erdgeschoss. Der Fehler, der oft begangen wird, ist der, dass auf der zu hohen Ebene alle Versuche unternommen werden, die Krankheit zu besiegen und damit aber keine Lösung erreicht werden kann (siehe Kapitel „Das Seelenhaus"). Ähnlich verhält es sich bei Patienten mit Sehnenscheidenentzündungen. Nicht das Ausmaß der Belastung der Sehnenscheiden ist ausschließlich entscheidend, sondern die

Frage, in welcher Stimmung, in welchem Klima diese Leistung erbracht wird.

Beispiel

Eine Sekretärin erlebte einen Chefwechsel. Mit dem alten Chef verstand sie sich sehr gut, es gab einen hervorragenden Austausch, sie fühlte sich persönlich wahrgenommen und mochte ihren Arbeitsbereich. Der neue Chef aber war vorwiegend leistungsorientiert. Umsatz und Effizienz mussten stimmen. Er nahm, nach Eindruck der Sekretärin, die Mitarbeiter und damit auch sie selbst weniger wahr. Genaue Dokumentationen und Fehlerfreiheit waren die Maxime. Die Belastung der Sekretärin stieg und ein zunehmend unlösbarer psychischer Konflikt entstand: Einerseits verspürte die Sekretärin Wut auf ihren Chef, andererseits eine zunehmende Depressivität und Verzweiflung. Außerdem war da noch die Trauer um ihren alten Chef.

Das waren auch die Themen in der Psychotherapie. Aktuell ließ sich der Konflikt nicht lösen. Ich vermittelte Frau F. eine stationäre Behandlung in einer psychosomatischen Klinik. Die Symptomatik verschwand zur Gänze. Nach der Rückkehr an den Arbeitsplatz tauchten die Symptome leider bald wieder auf. Erst ein Arbeitsplatzwechsel brachte die Heilung.

Der Konflikt war der Patientin klar: Einerseits die Überbetonung des Leistungs- und Funktionsanspruches, andererseits das Zurückbleiben anderer Werte, die entwicklungsgeschichtlich früher angesiedelt werden können, wie die Wahrnehmung, die Wertschätzung, die persönliche Anteilnahme und auch das Erkennen von Konflikten und Schmerzgrenzen.

Gerade in der heutigen Zeit, in der Gewinnoptimierung an oberster Stelle steht, sollten solche Fallbeispiele zu denken geben. Aus psychosomatischer Sicht schlummert hier eine Zeitbombe, die es durch die zunehmende Bewusstmachung von psychosomatischen und psychodynamischen Zusammenhängen zu entschärfen gilt.

Stresstheorie

Gerald Hüther schreibt in seinem Buch „Biologie der Angst": „Die historische Entwicklung der Stressforschung ist geprägt von faszinierenden Ergebnissen einerseits und konzeptueller Verwirrung andererseits – bis heute existiert kein allgemein akzeptiertes Stressmodell. Der Stressbegriff ist so vielfältig gebraucht worden und in die Umgangssprache eingegangen, dass es heutzutage unerlässlich ist, der Verwendung des Begriffs eine Betrachtung seiner Entstehung und Konzeptualisierung voranzustellen." Der große Schmerzforscher Hans Selye definierte Stress als „unspezifische Reaktion des Körpers auf jegliche Beanspruchung", das heißt, dass das Leben ohne Stress nicht möglich ist.

Stress ist die Grundlage zum Impuls des Lernens. Stress heißt Auseinandersetzung mit Neuem, Stress bedeutet auch Erweiterung. Selye unterscheidet zwischen den beiden Begriffen „Disstress" und „Eustress". Eustress ist die Herausforderung, der Muntermacher, die Erweiterung des Möglichen, steigert Leistungsfähigkeit und Kreativität und regt zu Bewältigungsstrategien für Belastungen an. Disstress aber bedeutet, dass die Kompensationsmechanismen deutlich überfordert sind und dass sowohl auf physiologischer als auch auf psychologischer Ebene Nebenschienen für Bewältigungsstrategien aufgetan werden müssen.

Biochemisch läuft die Reaktion in zwei Richtungen ab, und auf der einen Seite schlägt sich der Stress im serotonergen und noradrenergen System nieder, das für Aufmerksamkeit, Antrieb, Kraft, Elan, Vitalität, Libido, aber auch für Schlaf und Entspannung zuständig ist. Bei Dauerdisstress, das bedeutet, bei dauernder Überforderung, werden diese Botenstoffe im Nervensystem zu rasch verbraucht, es entsteht ein Mangelsyndrom. Das Serotoninmangel-Syndrom ist daher durch Antriebsarmut, Lustlosigkeit, Konzentrationsschwierigkeiten, Libidoverlust, Sexualstörungen, Aufmerksamkeitsstörungen, Gedächtnisstörungen, Schmerzen am ganzen Körper, Depressionen, Angst und Gereiztheit gekennzeichnet.

Auf der ersten Schiene entsteht somit ein Mangelsyndrom. Wird dieser Zustand nicht durch Gegenmaßnahmen, sprich Entspannung, Erholung, Zuwendung, Liebe, Freude, Konfliktbereinigung etc. ausgeglichen, wird zunehmend ein zweites System zugeschaltet, das ACTH-Cortisolsystem. Mit diesem System, in Kombination mit der Restfunktion des oben genannten Systems, können die Stresssituationen für einige Zeit, allerdings auf Kosten der Substanz – es kommt zu einem Abbau des Immunsystems – kompensiert werden. Das Umschalten auf das Cortisolsystem wird durch verschiedene Faktoren begünstigt. Dazu gehören neurotische Fehlentwicklungen mit übermäßigem Leistungszwang, Leistungsdruck durch äußere Umstände, unlösbare Konflikte und Überforderungen in der Familie, am Arbeitsplatz oder durch die Pflege erkrankter Angehöriger, Nikotin, Alkohol, Drogen sowie jeder Substanzmissbrauch, der die normalen Warnsignale des Körpers außer Kraft setzt. Auf der psychischen Ebene ist eine Regression zu beobachten. Orale Mechanismen, das sind Befriedigungen über den Mund, werden betont: Der Zigarettenkonsum steigt, weil Zigaretten angeblich beruhigen; das Gewicht steigt, weil Stressesser sich häufig etwas einverleiben müssen, um sich zu beruhigen oder zu belohnen.

Mit einem krankheitsfördernden Lebensstil – Rauchen, ungesunde Ernährung, Bewegungsmangel – wird die Gesundheit gefährdet. Rauchen steht dabei an erster Stelle, 80 Prozent der Krebserkrankungen in den Atemwegen werden dadurch mit verursacht, aber auch Karzinome im Magen-Darm-Bereich sowie chronische Bronchitis, Lungenentzündung und Asthma bronchiale sind mit dem Rauchen verbunden. Geraucht wird, um Stress abzubauen und die antidepressive Wirkung des Nikotins auszunützen. Auf dieser Schiene ist auch das moderne Raucher-Entwöhnungsprogramm zu sehen. Es gibt Mittel zur Nikotinentwöhnung, die auf das Serotonin-System wie ein Antidepressivum wirken.

Ein weiterer Faktor der Regression liegt darin, dass Mitmenschen nicht mehr als Entlastung oder Freunde, sondern als Belastung oder sogar Bedrohung erlebt werden. Die Folge ist sozialer Rückzug. Man versucht, mit sich selbst allein klarzukommen, das Verhalten wird immer absonderlicher, die Stimmung zunehmend gedrückt und verfärbt sich ins Depressive. Auch hier wieder gibt es einen Gleichklang von Psychologie und Physiologie. In der Erschöpfungsphase beider Systeme kommt es zu einem Einbruch, und Mangelerscheinungen mit Infektanfälligkeit entstehen. Viele Erkrankungen, die häufig einen allergischen Faktor haben oder mit Immundefekten verbunden sind, müssen in der Akutphase mit Cortison behandelt werden, wie Asthma bronchiale, viele Hauterkrankungen oder entzündliche Darmerkrankungen. Betroffene erzählen oft eindrucksvoll, wie sich ihr Leiden unter krank machendem Stress verschlechtert oder wieder aufflammt.

Interessant ist auch, Herz-Kreislauf-Erkrankungen unter dem Gesichtspunkt der Stresstheorie zu betrachten. So ist bei depressiven Menschen das Herzinfarkt-Risiko dreimal höher. Auch hier stellt die erste Phase der Neurotransmitter-Veränderung – der Nervenbotenstoffe – nicht das ausschlaggebende Moment dar. Entscheidend scheint die Phase zu sein, in der durch Cortisol organische Veränderungen herbeigeführt werden, die auch die Blutzusammensetzung und die Gefäßinnenwände negativ beeinflussen.

Armut macht krank

Menschen aus sozial unterprivilegierten Schichten sind in einem wesentlich höheren Maße gefährdet, psychosomatisch zu erkranken, als Menschen aus sozial höheren Schichten. Dies hat eine Reihe von Ursachen. Armut bewirkt chronischen Disstress (siehe „Stresstheorie") mit allen psychosomatischen Folgeerkrankungen wie Kopfschmerzen, Schlafstörungen, Herz-Kreislauf-Erkrankungen, Übergewicht, Alkohol- und Nikotinkonsum (zur kurzfristigen Stressbekämpfung), der sich zur Abhängigkeit entwickeln kann. Weiter sehen wir ein erhöhtes Maß an Erkrankungen der Atemwege, vermehrtes Krebsrisiko durch den ungesünderen Lebensstil, Probleme mit dem Gelenks- und Stützapparat etc.

Besonders dramatisch ist die Situation, wenn Arbeitslosigkeit dazukommt. Die Zahl der Erkrankten ist ein Drittel bis um die Hälfte höher als bei Beschäftigten im vergleichbaren Alter mit Arbeit. Die Stimmung ist gedrückt, die Motivation, für sich selbst in gesunder Weise zu sorgen, sinkt. Alles kostet Geld und stellt damit eine seelische Belastung dar: eine gesunde Wohnung, die nicht feucht ist, die notwendigsten Dinge zum Leben, selbst kleine Freuden wie Kino, Sport, der Wunsch, mit Freunden etwas zu unternehmen, gesunde Ernährung, das Haustier usw. Dies stellt nicht nur ein österreichisches oder deutsches Problem dar, wie Armutskonferenzen in Wien und Salzburg oder die Untersuchung des Robert-Koch-Instituts in Berlin und die Studie der Technischen Universität Berlin belegen, sondern ein weltweites, wie der Bericht der Weltgesundheitsorganisation WHO bestätigt.

Die Opferrolle

Die Opferrolle fördert insofern die Ausbildung psychosomatischer Erkrankungen, da sie mit seelischem Leid verbunden ist. Hier kommt der Satz zum Tragen: „Was kränkt, macht krank." Die Opferrolle polarisiert einen Konflikt in Schuldige und Unschuldige, in Täter und Opfer. Darin liegt auch die große Verführung: Als Opfer, also als Unschuldiger darf man ein reines Gewissen haben. Außerdem kann man vermeintlich positive Nebeneffekte genießen. Man findet Verbündete, Menschen, die die Opferrolle teilen oder die Mitgefühl, Anteilnahme und Mitleid vermitteln. In der Opferrolle gelangt man jedoch nicht zur seelischen Ausgewogenheit, zur Harmonie und zur Entspannung, schon gar nicht zur Autonomie. Bei Auftreten von Konflikten, Ungerechtigkeiten, die durchaus empörend sein mögen, werden sofort die Täter erkannt und benannt.

Hüten Sie sich jedoch vor der Übernahme der Opferrolle, es ist damit eine psychische Sackgasse verbunden, aus der man nicht so leicht wieder herauskommt. Man kann anklagen, lamentieren, die Situation wieder und wieder analysieren, ohne dass sich etwas an dem Zustand ändert. Die Befreiung kann nur dadurch möglich werden, dass man die Täter-Opfer-Rollenaufteilung verlässt oder noch besser gar nicht in diese Falle geht. Oft ist es nur dadurch möglich, dass man sich eine andere Bühne sucht, auf der man mit Menschen zu tun hat, mit denen man das Leben ungestört leben und genießen darf und kann. In jedem Fall lohnt es sich, den bestehenden Konflikt oder die Ungerechtigkeiten nach Lösungsmöglichkeiten zu untersuchen. Erst durch die Konfliktlösung ist es möglich, zu einer inneren Unabhängigkeit, zur Autonomie zu finden – und damit zu einer inneren Ausgeglichenheit und psychophysischen Entspannung.

Zum Leben gehört, dass einem zeitweise Unrecht widerfährt, dass man verletzt, gedemütigt, gekränkt wird. All dies stellt das Selbstwertgefühl auf eine harte Probe. Wenn wir nicht gelernt haben, diese negativen Erlebnisse auszugleichen, zu bearbeiten, zu neutralisieren, die Selbstbeurteilung über die Fremdbeurteilung zu stellen, den Selbsttrost über die Kränkung durch den anderen, läuft man Gefahr, in die Opferrolle zu geraten. Man bleibt an der Kränkung, an der Verletzung hängen, und dieser negative Einfluss bestimmt den großen Teil des Tages. Es resultiert eine Anklage des Täters, ein Beklagen der Situation, ein Ärgern über die Vorkommnisse. Man will Trost bei anderen suchen, Mitgefühl und Mitleid erwecken. In letzter Konsequenz entsteht eine Abhängigkeit von diesem kränkenden und verletzenden Erlebnis. Dieser Dauerstress kann wieder zu psychosomatischen Erkrankungen führen, die wir schon an anderer Stelle kennengelernt haben, darunter Schlafstörungen, Herzbeschwerden, Schmerzzustände, Verspannungen und viele andere mehr.

Menschen suchen normalerweise nach einem Täter. Diese am Unglück Schuldigen lassen sich auch leicht finden: der Chef oder die Chefin, die Firma, die Mitarbeiter, die Arbeit, der Partner, die Mutter oder der Vater, die schlimmen Kinder oder der (dann nicht mehr) liebe Gott. Diese Aufzählung lässt sich jedoch beliebig lang fortführen. Diese Aussage ist provokant und soll auch provokant sein, da im Suchen der Schuldigen nicht die Lösung zu finden ist. Mit dem Suchen der Schuldigen kann man sein ganzes Leben verbringen, ohne der Lösung einen Schritt näher gekommen zu sein. Man weist Schuld zu, jammert und klagt, analysiert die verletzenden Szenen und Ursachen, bleibt dabei im Negativen verhaftet und gefangen.

Wenn Sie noch unglücklich sind, versuchen Sie bitte, diesen Zustand als Problem zu sehen, das langsam gelöst werden muss. Vergessen Sie bitte nicht, dass die Psyche nach dem Gärtnerprinzip funktioniert. Mit Ungeduld werden Sie keine Blume zum schnelleren Wachsen und zum Blühen bringen können. Mit der Seele ist es ganz ähnlich. Lesen Sie dieses Buch bitte aufmerksam und vergleichen Sie in Ihrer eigenen Seele, was für Sie selbstverständlich ist und welche Übung Ihnen helfen kann, den nächsten positiven Schritt zu setzen, um Ihre Situation zu verbessern.

Je intensiver die Kränkung und die damit verbundene Grenzverletzung ist, umso schwieriger ist es, dieses Erlebnis zu bearbeiten und zu neutralisieren. Nur das kann jedoch das Ziel sein. Wir dürfen den Tätern nicht die Genugtuung geben, in der Opferrolle zu verharren. Es ist notwendig, wieder bei den gestaltenden, positiven, glücklichen Seiten des Lebens Anschluss zu finden.

Lösungsvorschlag
Versuchen Sie im Sinne der Traumawaage, die belastenden, kränkenden, verletzenden Aspekte der Situation in die eine Seite der Waagschale zu legen. Dann wenden Sie sich bitte der anderen Waagschale zu. Dort legen Sie alle positiven Dinge des Lebens hinein: Ihre positiven Beziehungen, die Menschen, die Sie trösten, die Menschen, die Sie lieben, die Lebensfreude und die vielen

schönen Erlebnisse Ihres Lebens. Machen Sie diese Übung so lange, bis die positive Waagschale deutlich schwerer wiegt und somit das Trauma Gelegenheit hat, zu verblassen. Wehren Sie sich gegen die Opferrolle, da sie Ihnen die Möglichkeit nimmt, gestaltend das Leben zu leben und Ihre Beziehungen bunt, individuell und abwechslungsreich zu empfinden.

Der Mangel an Problemlösungsbereitschaft

Dieser Punkt ist eng mit der Opferrolle verknüpft.

Ein wesentlicher Teil des Wissens um psychische und verknüpft damit um körperliche Gesundheit liegt in dem prinzipiellen Entschluss, mit einer Problemlösungsbereitschaft durchs Leben zu gehen. Es gehört zum Leben, dass Probleme auftreten, Situationen, die im Moment nicht lösbar sind, sondern einen umfassenderen Plan zur Bearbeitung benötigen. Tritt ein Problem auf, ist man natürlich geneigt, verärgert, wütend zu reagieren und die Schuld sofort dem anderen zuzuschieben. Man kann jedoch auch emotional passiver reagieren, mit Angst oder schlechtem Gewissen, und sofort hauptsächlich damit beschäftigt sein, die Verantwortung für das Auftreten des Problems von sich fernzuhalten und in vielfacher Weise beteuern, warum man selbst unschuldig ist. Das Problem wird dadurch freilich nicht gelöst. Ein ungelöstes Problem trägt die Neigung in sich, sich selbst zu verstärken bis hin zur Eskalation. Spätestens dann ist der enge Zusammenhang mit psychosomatischen Erkrankungen evident. Regelmäßig treten bei den Konfliktparteien Schlafstörungen, psychosomatische Symptome wie Herzrasen, Blutdruckkrisen, Kopfschmerzen, Störungen im Magen-Darm-Bereich auf und neigen zu Alkoholmissbrauch, verstärktem Rauchen sowie zu Frust-Konflikt- oder Spannungs-Essstörungen.

Oder man sieht den anderen, mit dem man das Problem hat, als Gegner. Man beginnt ihn zu bekämpfen, in den Augen anderer unmöglich zu machen, Stimmung gegen ihn zu mobilisieren, ihn anzugreifen und zu diffamieren, beharrt nur auf dem eigenen Standpunkt und ist nicht willens, die Meinung des anderen, seine Sichtweise zu erfassen.

Problemlösen heißt, von Anfang an bereit zu sein, die Lösung des Problems im Auge zu haben. Im Leben wird es immer wieder Menschen geben, die ungleicher Meinung sind und unterschiedliche Standpunkte vertreten. Problemlösen heißt, immer beide Standpunkte als möglich anzuerkennen, auch wenn sie grundsätzlich kontrovers sind. Problemlösen ist ein zutiefst demokratischer Prozess, bei dem jeder seine eigene Meinung haben darf und haben muss. So wie es im dialektischen Prinzip eine These und eine Antithese gibt und zwei Standpunkte immer das Problem genauer definieren, so darf es auch bei Konflikten zwei unterschiedliche Standpunkte geben, die ausgetauscht werden müssen, und eine gemeinsame Synthese, die als Lösung des Problems zusammen erarbeitet werden muss.

Probleme treten in unserem Leben auf Schritt und Tritt auf. Sie begleiten unser Leben. Daher ist es von so immenser Wichtigkeit, sich mit dem Phänomen des Problemlösungsverhaltens auseinanderzusetzen.

Das Wissensgebiet der Mediation beschäftigt sich vorwiegend mit Konfliktlösungsstrategien, das Wissen um Problemlösungsverhalten sollte jedoch nicht den Spezialisten vorbehalten sein, sondern sollte jeder von uns besitzen, weil diese Fähigkeiten zentral zur Steuerung von Zufriedenheit, Glück und Gesundheit notwendig sind.

Selbstliebe und Narzissmustheorie

Ein christlicher Grundsatz lautet: „Liebe deinen Nächsten wie dich selbst." Es heißt also sehr klar, dass es auch notwendig ist, sich selbst zu lieben, genauso viel wie den Nächsten. Aber im

Laufe unserer Entwicklung und Erziehung tritt normalerweise der erste Teil des Satzes in den Vordergrund, die Nächstenliebe gilt als Ideal. Aber gibt es überhaupt eine Nächstenliebe ohne Selbstliebe? Ist das nicht schon eine Aufopferung? Und wie lange kann man das durchhalten?

Im therapeutischen Alltag kämpfen wir ständig mit diesem Phänomen. Menschen haben verlernt, sich selbst zu lieben. Sie leben für den anderen und erwarten gleichzeitig, dass der andere ebenfalls für sie lebt. Es entsteht ein eigenartiges Verhältnis von Abhängigkeit, das mit „Liebe" wenig zu tun hat. „Liebe deinen Nächsten wie dich selbst" – das ist besser, doch während unseres Entwicklungsprozesses sind wir so weit gekommen, dass die Selbstliebe etwas Verbotenes an sich hat. Sie wird sofort mit Egoismus verwechselt und nicht mit der Fähigkeit verbunden, auf sich selbst zu schauen und für sich selbst in liebevoller Weise sorgen zu können.

Eine Bekannte hat mir eine Begebenheit erzählt: Sie habe Blumen gekauft und die Verkäuferin habe gefragt, für wen diese schönen Blumen seien. Als sie geantwortet habe, dass sie für sich selbst die Blumen gekauft habe, sei die Verkäuferin verstummt. Immer wieder erleben wir die Geringschätzung der Fähigkeit zur Selbstliebe. Und trotzdem ist es so, dass wir ohne Selbstliebe dem anderen früher oder später zur Last werden müssen, da damit eine Abhängigkeit von der Liebe des anderen verbunden ist.

Selbstliebe ist ein so fundamentales Thema, welches unser tägliches Tun und Fühlen, Denken und Wollen derart bestimmt, dass eigentlich nicht genug darüber geschrieben werden kann. Mir fehlt in gewisser Weise die alltägliche Diskussion darüber. Wir debattieren über Kultur, Theater, Literatur, Musik, über Politik, die Wirtschaftslage, auch über seelische Probleme, aber das Thema der Selbstliebe ist offensichtlich zu heiß und in gewisser Weise auch tabuisiert. Wenn wir als Kinder sagen „Ich und mein Freund", so werden wir ermahnt, das heißt umgekehrt

„Mein Freund und ich" oder „Der Esel nennt sich selbst immer zuerst". So erhält dieser christliche Satz ein Ungleichgewicht in die andere Richtung, vielleicht bis wir merken, dass wir selbst in Nöte kommen und erkennen müssen, dass die Aufopferung für andere Menschen, für eine Idee, für ein Ideal uns ab einem gewissen Punkt sogar gefährdet.

Viele psychosomatische Erkrankungen haben ihre Wurzel in diesem Ungleichgewicht. In der Krise lernen wir den christlichen Satz „Liebe deinen Nächsten wie dich selbst" im Sinne der psychotherapeutischen Korrektur anders zu deuten. Es steht nicht „Opfere dich auf", es steht nicht „Gib alles her". Dies ist eine Sterntaler-Märchenphilosophie, die uns vielleicht berührt und eventuell auch anspornt. Trotzdem haben wir die Aufgabe, auf uns selbst zu achten, uns selbst zu schützen, für unsere Sicherheit zu sorgen; für unsere Wärme, unser Wohlergehen, unser Selbstvertrauen, unsere innere Melodie, unsere Harmonie, unsere Liebesfähigkeit, unsere körperliche und seelische Beweglichkeit und Gesundheit, unsere Selbstachtung, unser Selbstvertrauen. Verliert man sich selbst aus den Augen, so hat man auch die Selbstliebe verloren. Es ist höchste Zeit, etwas zu tun – sich wiederzufinden. Vielleicht mithilfe eines Psychotherapeuten, vielleicht auch nur, indem man selbst innehält und sich seiner selbst wieder bewusst wird, seiner Position, seines Wollens, aber auch seiner Verluste und seiner Sehnsüchte.

Lawrence LeShan, der berühmte Psychotherapeut, schreibt über die Lebensmelodie, der man nachhorchen soll und die man wiederfinden muss, sollte man sie verloren haben. Er vergleicht die Seele mit einem Garten, den man bestellen muss. Doch an einem Garten werden Sie nur dann Freude haben und auch Erfolg im Sinne des Gedeihens, des Wachsens, des Reifens, aber auch des Erntenkönnens, wenn Sie mit Achtsamkeit, Aufmerksamkeit, mit Zuwendung und einem gewissen Maß an Liebe ans Werk gehen. Sie arbeiten vielleicht sehr gerne im Garten. Sie haben möglicherweise Ihr Lieblingsbeet, aber haben Sie sich schon einmal überlegt, dass Ihre Seele etwas mit einem Garten zu tun hat, der genauso Pflege, Betreuung und Zuwendung braucht? Oder nehmen wir eines unserer Lieblingsspielzeuge, das Auto. Wie viel Beachtung schenken Sie Ihrem Auto? Und Hand aufs Herz – wie viel Beachtung schenken Sie sich selbst?

Dies kommt auch daher, dass Selbstliebe oder „Narzissmus", wie die Psychoanalytiker es nennen, etwas Unanständiges, etwas Bekämpfenswertes hat, etwas, das man verändern muss. Für die krankhaften Formen der Selbstliebe stimmt das ja auch. Dabei denken wir dann an die uns verhassten Leute, die sich selbst immer und überall in den Mittelpunkt stellen, die im wahrsten Sinn des Wortes „selbstverliebt" sind, die keine andere Meinung schätzen oder gelten lassen können. Oder an diejenigen, die in ihren Körper verliebt sind, den des anderen gar nicht wahrnehmen und damit auch gar keine Nähe zulassen können, weil sie sich selbst so schön finden, so wohlgeformt, so edel. Auch diese Menschen benötigen natürlich Hilfe. Das Problem ist nur, ob sie das auch selbst erkennen. Ob sie erkennen können, dass nur die Begegnung im Leben letztendlich Freude, Sinnlichkeit und Sinn bedeuten und sie mit ihrer übersteigerten Selbstliebe in der Begegnung massiv behindert sind und andere Menschen gar nicht wahrnehmen, nicht spüren und nicht erleben können.

Diese Form der Selbstliebe war im psychoanalytischen Sinn der Ausgangspunkt der Narzissmusdiskussion. Narziss – der Jüngling, der sein Spiegelbild im Wasser sieht und sich in sich selbst verliebt. Davon ist Sigmund Freud ausgegangen, wenn er seine Narzissmustheorie formuliert hat. In meinem Beruf begegne ich jedoch viel mehr Menschen, die sich selbst nicht lieben können – die sich selbst aus den Augen verloren haben. Insofern bin ich für eine Umgewichtung der Narzissmusdiskussion. Ich bin für die Betonung der Selbstliebe – allerdings in der richtigen Form und im richtigen Ausmaß.

Ungleichgewicht zwischen leistungsunabhängiger und leistungsabhängiger Liebe

Ein Kleinkind wird normalerweise geliebt, ohne dass es dafür eine Leistung erbringen muss. Das Kind kommt auf die Welt, die Eltern sind begeistert, freuen sich über das Strampeln, über das Schreien, finden es normalerweise besonders hübsch, auch wenn ein neutraler außenstehender Beobachter diese Einschätzung gar nicht teilen kann. Das Baby darf einen schiefen Kopf bei der Geburt haben, es darf verrunzelt sein, die Begeisterung und die Liebe überwiegen alles. Dieses Gefühl von primärer leistungsunabhängiger Liebe begleitet das Baby die ersten Monate, die Freude über das Dasein bestimmt die Beziehung. Nach und nach erkennt die Mutter oder der Vater erst die Eigenheiten dieses jungen Erdenbewohners, ist fasziniert, dass so ein kleines Kerlchen schon so einen starken Willen haben kann, bemerkt, dass es bereits so etwas wie Charakterzüge gibt, und erfährt eine Begegnung mit dem Kleinkind, ohne dass ein Gespräch möglich wäre. Diese prinzipielle Liebe, dieses prinzipielle Freuen über den anderen, dieses grundsätzliche Wahrnehmenwollen sollte niemals vergehen.

Im Laufe der Monate gesellt sich langsam, aber sicher – bei dem einen früher, bei dem anderen später – der Leistungsaspekt dazu. Wie oben angeführt, kann das schon beim Kopfheben beginnen, beim Umdrehen, beim Sitzen. Das erste magische Datum ist der erste Geburtstag. Kann das Kind bereits laufen oder nicht? Hier drängen sich Vergleiche mit den Kindern anderer Mütter und Väter geradezu auf. Sie werden sich vielleicht denken: „Mein Kind hat schon mit elf Monaten laufen können" – und sind ertappt. Wenn es sich um eine strahlende Freude über die Leistungsfähigkeit handelt, ist dieser Aspekt auch durchaus vertretbar, aber es muss ein Gleichgewicht zwischen leistungsabhängiger und leistungsunabhängiger Liebe gefunden werden. Leistung gehört zu unserer Gesellschaft dazu wie das tägliche

Brot. Ohne Leistung gibt es keinen Erfolg und keinen Fortschritt. Aber: Gibt es auch einen genügend großen Vorrat an leistungsunabhängiger Liebe? Wann hat der Konkurrenzkampf eingesetzt?

Beispiel

Ein 50-jähriger erfolgreicher Mann hat einen Herzinfarkt erlitten. Aber er bemüht sich nun nicht in erster Linie darum, wieder gesund zu werden, sich zu erholen und über längere Zeit zu schonen, sondern er quält sich mit dem Gedanken, jetzt keine Leistung erbringen zu können, ein unnützer Krüppel zu werden und eine Belastung für die Familie und die Gesellschaft zu sein.

Es ist also notwendig, den prinzipiellen Selbstwert in sich zu tragen, nach Entgleisungen und Krisen wieder zu sich, zu seinem Kern, zu seinen Wünschen zurückzufinden. Der Patient mit dem Herzinfarkt ist kein Einzelfall. Wenn man in der Psychosomatik tätig ist, stößt man auf Schritt und Tritt auf dieses Phänomen. Patienten mit Asthma bronchiale, Neurodermitis oder chronisch entzündlichen Darmerkrankungen werden von dem Thema begleitet: „Wie viel bin ich selbst wert – und wie viel bin ich erst durch meine Leistung, die ich erbracht habe, die ich erbringe und die ich erbringen werde, wert?" Gelingt es im Rahmen einer chronischen Erkrankung nicht, den Bereich der primären leistungsunabhängigen Liebe zu steigern, so ist der Teil, der mit Leistung verknüpft ist, überfordernd, kränkend und weiter krank machend.

Das Wiedererlernen der leistungsunabhängigen Liebe kann für die Heilung und das Wohlbefinden gar nicht hoch genug eingeschätzt werden. Das betone ich deshalb nochmals, da ich den Kampf zwischen diesen Mächten in den Betroffenen immer wieder beobachten kann und ich auch immer wieder die verächtliche Abwendung von diesem „Kindergewäsch" erlebe.

Der falsche Dialog mit den Organen

Ein ähnliches Phänomen sehen wir, wenn wir das Gespräch eines Menschen mit seinen Organen betrachten. Im Verlauf einer einigermaßen harmonischen Entwicklung wird ein gutes Gespräch mit dem Körper und den Organen ermöglicht. Diese Überlegung wird Sie vielleicht verwundern, es ist jedoch so, dass wir unbewusst und auch bewusst mit unserem Körper und unseren Organen im Gespräch sind. Motiviert man sich zu besonderen Leistungen, so sind auch besonders motivierende Worte an den Körper zu richten. Deutlich wird dieses Gespräch mit sich selbst bei Tennisspielern. Sie sind oft in einem intensiven Selbstgespräch, um sich anzustacheln, sich zu beruhigen und die Aufmerksamkeit besser zu bündeln.

Auch hier sollen Leistungssteigerung und Verständnis in einem guten Verhältnis zueinander stehen. Stimmt das Verhältnis über längere Zeit nicht, wird der Leistungsaspekt zu stark in den Vordergrund gerückt, so beginnen wir die Alarmsignale des Körpers nicht mehr ausreichend wahrzunehmen. Wir überdecken sie mit den Aufrufen „Beiß die Zähne zusammen!", „Reiß dich zusammen!", „Ein Indianer kennt keinen Schmerz!", „Genieren solltest du dich!". Sie werden sich denken, diese Sätze trägt doch jeder in sich. Das stimmt auch. Entscheidend ist jedoch, in welchem Maß, in welcher Intensität und letztendlich mit welcher Selbstdestruktivität diese Dinge betrieben werden. Beim Tennisspieler führt der ausbeuterische Umgang mit sich selbst zu Abnützungserscheinungen an den Gelenken, zu Schmerzsyndromen bis hin zu Ermüdungsbrüchen. Bei anderen Menschen werden andere Organe, die besonders belastet sind, erkranken. Dabei ist das Verhältnis zwischen Verständnis und Leistungsforderung, zwischen Entspannen, Muße und der Fähigkeit, Ruhe finden zu können beziehungsweise sich selbst wieder Leistung abzuverlangen, entscheidend.

Wer dieses Wechselspiel am besten beherrscht, ist auch am leistungsstärksten. Es ist also nicht die Leistung allein, die überfordert und krank macht, sondern das Unvermögen oder Unwissen darüber, wie wichtig es ist, sich dazwischen zu entspannen, zu schönen Bildern zu finden, zu dem Gefühl des Gemochtseins, der Geborgenheit, des Schutzes, der Wärme und des Verständnisses.

Beispiel

Herr M., ein 40-jähriger Versicherungsvertreter im Außendienst, leidet seit einigen Monaten unter heftigen Knieschmerzen. Er ist etliche Male genauestens medizinisch durchuntersucht worden, es konnte aber keine Erklärung für seine Schmerzen gefunden werden. Schmerzmittel halfen kaum. Die Nachtruhe war empfindlich gestört und die verordneten Schlafmittel brachten nur wenig Erleichterung. Herr M. lebt zufrieden in einer Lebensgemeinschaft und hat keinen Kinderwunsch. Beruflich ist er einer der erfolgreichsten Makler, er steht zwar unter hohem Erfolgsdruck, hat jedoch eigentlich keine Probleme, die als aktuelle Gründe oder Auslöser für das Beschwerdebild eine Erklärung geben würden.
Eines Tages wurde Herr M. mir zugewiesen. Die erste Stunde verging damit, dass er sich ärgerte, dass er jetzt offensichtlich als verrückt eingestuft worden sei, dass er an einen Psychotherapeuten, ja noch schlimmer, an einen Psychiater überwiesen worden sei. Ich versuchte ihn zu beruhigen, ihm zu erklären, dass es Krankheitsbilder gebe, bei denen man sehr wohl die heftigsten Schmerzen spüre, jedoch keine körperliche Ursache dafür gefunden werden könne. Aus psychotherapeutischer und auch aus psychiatrischer Sicht sei jedoch durchaus eine Linderung der Beschwerden möglich. Herr M. ließ sich schließlich beruhigen und war bereit, mir seine Geschichte zu erzählen.
Gleich in der ersten Stunde fiel mir auf, mit welcher Aggressivität er von seinem Knie sprach. Er beschimpfte es regelrecht, dass es so schmerzte, ihm den Schlaf raubte, ihm das Leben unerträglich machte, ihn am Arbeiten, am Erfolg hinderte. In seiner Wut sagte er: „Am liebsten würde ich mir das Bein amputieren lassen, zumindest tief hineinstechen, ihm die Schmerzen zurückzahlen."

Er schimpfte weiter über die Unfähigkeit der Ärzte, die die Ursache seiner Schmerzen nicht erkennen und ihm damit keine Erleichterung von seinen Beschwerden ermöglichen könnten. Zwischendurch schilderte er mir seine Lebenssituation, die er als durchaus zufriedenstellend bezeichnete.

Mir war klar, dass sich Herr M. in einer schier unerträglichen Situation befand. Das Leiden war deutlich spürbar, auch die Verzweiflung über die offensichtliche Ausweglosigkeit. Ich versicherte ihm, dass ich mein Möglichstes tun würde, ihm zu helfen. Ich bot ihm ein beruhigendes, angstlösendes und schlafförderndes Antidepressivum für den Abend an, das er nach längerer Diskussion auch annahm, nur um es auszuprobieren, und vereinbarte in drei Tagen die nächste Therapiestunde. Das Antidepressivum in Kombination mit dem Schlafmittel hatte tatsächlich eine deutliche Erleichterung in der Nacht gebracht. Ansonsten wiederholte sich das Schimpfen auf die Ärzte und auf das Knie. Ich versuchte ihm vorsichtig etwas über den Dialog mit den Organen mitzuteilen und über die Möglichkeit der positiven Beeinflussbarkeit, und bekam dabei selbst einen Streifschuss seiner Aggressivität ab. Ich würde ihn offensichtlich auch nicht verstehen und die Intensität seiner Schmerzen nicht in dem Maß wahrnehmen, wie er sie zu erleiden habe.

Nach meinen Beteuerungen war er bereit, mir über seinen Werdegang zu berichten. Er sei das zweite von vier Kindern. Sein Vater sei streng und gerecht gewesen, seine Mutter war liebevoll und zu Hause bei den Kindern. Am eindrucksvollsten war der Konkurs der Firma seines Vaters gewesen. Er sei damals zwölf Jahre alt gewesen. Durch den Konkurs habe sich eine deutliche Wende im Leben der Familie vollzogen. Bis dahin hatte sie im Wohlstand mit allem Luxus in einer großen Villa gelebt, danach war sie gezwungen, in eine kleine Mietwohnung umzuziehen. Er habe sich damals geschworen, dass ihm selbst so etwas nie passieren und dass er auf seine eigene finanzielle Situation achten werde.

Ich machte Herrn M. einen Vorschlag: Er solle für sich selbst ein großes Kissen nehmen und die Rolle seines Knies übernehmen, um es besser kennenzulernen und vielleicht auch zu erspüren, warum es so schmerze. Dieser Vorschlag wurde wie fast zu erwarten abgelehnt. Ich fragte Herrn M., ob ich dann die Rolle des Knies übernehmen dürfe, was er mir mit großem Misstrauen gestattete. Tief hinuntergebeugt sagte ich: „Ich habe solche Schmerzen, alles tut mir weh, und Georg beschimpft mich auch noch, so, als ob ich ihm absichtlich wehtun wollte. Das ist fast das Schlimmste. Er nimmt überhaupt keine Rücksicht auf mich. Am liebsten würde er in mich hineinstechen, würde mich amputieren lassen, ich bin an allem schuld." Zurück in meiner Rolle als Therapeut, versuchte ich Herrn M. klarzumachen, dass Organe, Gelenke, Teile des Körpers so etwas wie ein Eigenleben hätten und fragte ihn, was er glaube, was sich sein Knie wünschen würde. Er sagte darauf: „Aus der Sicht des Knies ist das klar: mehr Entlastung und mehr Pflege. Die Frage ist nur, ob ich ihm das geben will, wo es doch so wehtut."

Nach einer längeren Diskussion einigten wir uns darauf, dass der Fehlerkreis durchbrochen werden müsse. Er wollte meinen Vorschlägen nachkommen und versuchen, in anderer Weise mit seinem Knie umzugehen und zu sprechen. Auch Salben und Streicheln sei wichtig. In der nächsten Therapiestunde erzählte mir Herr M., dass seine Beschwerden etwas besser geworden seien, im Gespräch mit dem Knie käme er immer wieder an seine Grenzen. Er schwanke zwischen Wut und Betroffenheit, Berührtheit und Ablehnung. Wir sprachen über allgemeine Schwächen und wie man damit umgehen müsse und über seine persönlichen Erfahrungen damit. Insgesamt wurde der Ton versöhnlicher und er war bereit zu Verständnis und Fürsorge. Nach drei Monaten waren die Schmerzen vollkommen verschwunden.

Die Form des Dialoges mit sich selbst oder mit Organen beziehungsweise Körperteilen ist also entscheidend. Leider ist die negative Form die vertrautere. Man beschimpft den Kopf bei Kopfschmerzen, den Unterleib bei Regelbeschwerden, den angeblich zu groß geratenen Po, den Dickbauch, die Form des Busens und so weiter. Ich möchte hier nicht zu einer unkritischen Einstellung zu sich selbst aufrufen. Eine kritische Betrachtung, eine kritische Analyse ist ein konstruktives Geschehen. Ein Sich-selbst-Beschimpfen und -Abwerten aber stellt ein destruktives, in hohem Maße energieraubendes Verhalten dar.

Mangelnde Abgrenzung

Die Fähigkeit, sich abzugrenzen, bildet einen wesentlichen Gesundheitsfaktor. Die Grenze zu halten, die Grenze zu verstärken und die Grenze zu verteidigen, ist für alle Menschen eine Notwendigkeit, eine Kunst, die ebenfalls erlernt sein will. Ohne Grenze gibt es keine Begegnung zwischen dem Ich und dem Du. Ohne Grenze gibt es keine Liebe, keine Auseinandersetzung und keinen Austausch.

Sie werden vielleicht einwenden: Die Liebe besteht doch auch darin, die Grenzen zumindest zeitweise aufzulösen, besonders beim Orgasmus. Das stimmt, aber es ist eine hohe Kunst, die Grenze vorübergehend aufzulösen, um sie dann wiederzufinden und die Liebe als Begegnung weiterzuleben. Einen dauernden grenzenlosen Zustand gibt es nicht. Es ist ein wesentlicher Teil des Krankheitsbildes der Psychose, dass Menschen ihre Grenzen, ihre Struktur verlieren, sich auflösen und nicht mehr zur Begegnung und zur eigenen Position zurückfinden. Es liegt in der Natur der Welt, dass auf der Außenbühne auch Destruktivität vorkommt, negative Aggression und der Versuch der zerstörerischen Grenzüberschreitung. Es gehört zu den Grundaufgaben jedes Einzelnen, sich zu schützen, abzugrenzen und darauf zu achten, was hereingelassen werden soll und was vor der Türe bleiben muss. Es ist ein wesentlicher Aspekt für eine gesunde Psyche, zwischen innerer und äußerer Bühne trennen zu können, zwischen Innen- und Außenwelt (siehe Kapitel „Der Seelengarten").

Es gibt Menschen, die auf der inneren Bühne viele liebenswerten Eigenschaften in sich vereinen, die jedoch große Schwierigkeiten haben, sich abzugrenzen, die Autonomie für sich in den Vordergrund zu rücken und auch den anderen auf seine Autonomie zurückzuweisen. Oft sind diese Grenzüberschreitungen mit Autoritätsverhältnissen verbunden, mit den Beziehungen zu den Eltern, zu Vorgesetzten und zu Behörden. Lassen Sie sich durch Autoritäten nicht verunsichern. Wenn diese grenzüberschreitend sind, müssen Sie sich vor ihnen genauso schützen wie vor allen anderen.

Der Mangel an Aggressivität

Die positive Bedeutung der Aggression ist wichtig. Ein Mensch hat auch die Aufgabe, sich selbst zu erklären, sich zu verteidigen. Je abwertender, bedrohlicher und aggressiver die Umwelt ist, umso klarer muss er selbst seinen Standpunkt und damit seine Grenzen wahren. Aggressive Anteile gehören zum Menschen genauso dazu wie liebevolle. Denn ohne ein gesundes Maß an Aggressivität wird auch die vorher beschriebene Fähigkeit zur Abgrenzung nicht möglich sein. Aber Aggressivität bedeutet mehr als Abgrenzung: Sie ist auch Gestaltungsfähigkeit der Umwelt.

Jetzt werden Sie wahrscheinlich gleich einwenden, dass das eine eigenartige Definition von Aggressivität darstellt. Aggression kommt vom lateinischen Wort „aggredere" und heißt so viel wie „herangehen", also „ran an die Sache". So ist Aggression gemeint, und damit wird klar, dass dieser Anteil eine lebenswichtige Funktion erfüllt. Aggression ist also zuerst einmal etwas Positives. Dass sie einen destruktiven Anteil hat, zu Zerstörung und Vernichtung führen kann, leuchtet ebenso ein. In unserem Fall darf jedoch nicht übersehen werden, dass viele Erlebnisse im Leben Aggressionen auslösen können. Dann ist es notwendig, diese auch leben zu können, aber nicht in einer destruktiven, den anderen bedrohenden oder verletzenden Form, sondern in einer verbalen, die Tatsache zum Ausdruck bringenden Form. Das will mühsam gelernt werden.

Kinder neigen zur grenzüberschreitenden Form der Aggression. Diese sollte so verändert werden, dass der Wunsch, dem anderen in der Sandkiste eine Schaufel auf den Kopf zu schlagen, umgeformt wird in einen mündlichen Ausdruck, aber nicht im Sinne von Spucken. Häufig wird leider vermittelt, dass der Gesamtimpuls etwas Schlechtes ist. Das Kind lernt dann, dass es gar nicht mehr aggressiv sein darf. Es beginnt Erlebnisse, die aggressiv machen, in sich hineinzufressen und überhaupt nicht mehr auszuleben. Daraus resultieren die Stauungsprozesse, die schon Franz Alexander als wesentlichen Faktor in der Entstehung psychosomatischer Erkrankungen beschrieben hat (siehe Kapitel „Die vegetative Neurose").

Wichtig erscheint mir noch zu erwähnen, dass sich aggressives Verhalten nicht nur in der Sandkiste und mit fremden Menschen abspielt, denn oft sind die eigenen Eltern die Adresse von Aggressionen der Kinder. Auch hier möchte ich betonen, dass das nicht bedeutet, dass die Eltern etwas falsch gemacht haben, wenn sich Kinder andere Eltern wünschen, oder dass es frevelhaft und „gotteslästerlich" ist, wenn Kinder zu Eltern aggressiv sind, sondern dass die Aggression der Kinder zu den Eltern genauso reglementiert werden muss wie in der Sandkiste. Sie gehört unbedingt in eine Kind-Eltern- und Eltern-Kind-Beziehung.

Der Mangel an der transzendentalen Dimension

Die transzendentale Dimension ist mir insofern von größter Wichtigkeit, da sie das Leben des Menschen oft unbewusst wesentlich stärker beeinflusst, als üblicherweise wahrgenommen wird. Es ist Zeit, dieser Dimension neue Aufmerksamkeit zukommen zu lassen. Eine Gruppenteilnehmerin hat einmal sehr treffend gesagt: „In der heutigen Zeit zieht man sich leichter aus, als über den Glauben oder über seine Vorstellung vom Jenseits oder einer anderen Dimension zu sprechen. Das ist viel schambesetzter und viel intimer."

Dabei ist der Wechsel auf die transzendentale Ebene gerade in der Arbeit mit Schwerkranken unerhört entlastend. Zu überlegen, woher wir kommen und wohin wir gehen, wie es in 100 oder 200 Jahren aussehen wird, wo wir dann sein werden, bringt einen neuen Blickwinkel auf diese wenigen Jahrzehnte, die wir leben dürfen. Es entlastet und nimmt die Angst vor dem Tod, eine Angst, die eine zum Teil sinnlose Energievergeudung ist, eine Energie, die wir dringend dafür benötigen, wieder gesund zu werden. „Angst essen Seele auf" ist nicht nur ein schöner Filmtitel, sondern auch eine verdichtete Formulierung, die ausdrückt, wie kraftraubend Angst ist. Natürlich gibt es auch einen sinnvollen Teil der Angst, der vor Gefahr warnt und Schutzmechanismen auslöst. Aber hier muss genau unterschieden werden.

In der psychischen Entwicklung des Menschen spielt die transzendentale Dimension eine zentrale Rolle. Kinder glauben an das Christkind, den Weihnachtsmann oder an den Nikolaus, der alle guten und bösen Taten des vergangenen Jahres in einem großen Buch aufgeschrieben hat. Das Christkind lässt Kinderaugen in froher Erwartung und angesichts der Gaben, die es wieder einmal unter den Baum gelegt hat, leuchten. Durch Schutzengel begleitet und beschützt der liebe Gott das Kind und er ist Gesprächspartner und Helfer in der Not. Das alles spielt sich in einer kindlichen Form ab. Die älteren Kinder erkennen, dass das Christkind nicht durch das Fenster fliegt und dass sich hinter der Verkleidung des Nikolos der Onkel verbirgt. Es ist schön, wenn sie schon in dieser Zeit eine neue Form des Zugangs zur Transzendenz finden können, wenn der Tod des Großvaters Gelegenheit bietet, zu überlegen, wohin er jetzt wohl gegangen sein kann, ob er noch immer bei der Familie sein kann oder unter dem schweren Grabstein liegen bleiben muss.

Und woher kommen wir eigentlich? Wo waren wir zur Zeit der Dinosaurier und gibt es eigentlich noch eine andere Form des Daseins? Es existieren natürlich keine allgemein gültigen Erklärungen, aber man kann Gespräche darüber führen, über die verschiedenen Religionen, über das Leben nach dem Tod, über das Wesen von Gut und Böse. Anschließend stellt sich die Frage: „Was ist unsere Aufgabe hier auf Erden? Wie können wir das Gute vermehren und das Böse eindämmen? Was ist die Aufgabe des Menschen in seiner im Vergleich zu den Jahrmillionen winzig kleinen Lebensspanne, die er hier auf der Welt zur Verfügung hat?" Die Beantwortung dieser Fragen im Sinne einer subjektiven Gewissheit gibt eine Grundfestigkeit, die zum psychosomatischen Wohlbefinden zentral dazugehört. Die Lösung kann jeder nur in sich selbst finden. Selbstverständlich sind die Religionen richtungweisend, aber Gewissheit kann nur von innen kommen, wenn der Kontakt zu Gott, dem Kosmos, dem Höheren, dem Licht, der Unendlichkeit und der Begegnung in einer anderen Dimension gefunden ist.

Sind diese Fragen ungeklärt, hinterlassen sie eine Beunruhigung und ein Loch. Die scheinbare Sinnlosigkeit des Daseins ist ein ständiger Energieräuber, die Angst vor dem Tod überschattet oft wichtige Lebensjahre, die positiv genützt werden könnten. Bei Patienten mit lebensbedrohlichen Erkrankungen sehen wir immer wieder, wie sie die Krise als Chance nützen, wie sie den transzendentalen Faktor in ihrem Leben erschließen und für sich nutzbar machen. Lebenssinn und -verlauf stehen plötzlich in einem ganz anderen Licht da. So komisch es klingt, die Krankheit bekommt dadurch einen „Sinn". Selbst Menschen, die an einem Karzinom erkrankt sind, können in diesem Suchen nach einer Antwort auf die erste und letzte große Frage eine Befreiung und einen Energieschub empfinden, der es ihnen wieder ermöglicht, diese Zeit mit viel mehr Freude und Dankbarkeit zu leben (siehe Kapitel „Onkologie").

Zweiter Teil

Spezielle psychosomatische Krankheitsbilder

Bei den speziellen psychosomatischen Krankheitsbildern möchte ich Sie einladen, die verschiedenen Entstehungsfaktoren wiederzuentdecken und mit einzubeziehen. Aber vergessen Sie nicht, dass psychosomatische Krankheitsbilder immer auch organisch abgeklärt werden müssen. Medizin und Psychotherapie schließen sich nicht aus, sondern sollen einander ergänzen.

Auf den folgenden Seiten werde ich nur die wichtigsten psychosomatischen Erkrankungen beschreiben. Dazu muss ich meine eigenen inneren Widerstände überwinden, da ich im Prinzip der Meinung bin, dass es keine speziellen psychosomatischen Krankheitsbilder gibt, sondern dass körperliche Erkrankungen immer auch unter dem Blickwinkel der Psychodynamik und des Nervenstoffwechsels zu sehen sind. Sowohl bei der Entstehung als auch im Verlauf einer Erkrankung müssen die vorher beschriebenen psychosomatischen, aber natürlich auch die biologischen und genetischen Entstehungsfaktoren bedacht werden.

Sollten Sie selbst als Leser an einer Krankheit leiden, die nicht speziell in diesem Buch behandelt wird, will ich Sie dazu ermuntern, die beschriebenen Entstehungsfaktoren und die Anleitungen, die darin enthalten sind und im dritten Teil des Buches erweitert werden, für sich zu nutzen, mit Ihrer Krankheit in Verbindung zu bringen und dadurch wirksam gegenzusteuern. Versuchen Sie, Ihr Seelenhaus neu zu strukturieren.

Im Folgenden werde ich Ihnen einerseits Organsysteme und damit verbundene Erkrankungen und andererseits wichtige Krankheitsbilder, wie die Essstörung, die sich auf alle Organsysteme bezieht, vorstellen.

Erkrankungen des Bewegungs- und Stützapparates

Diese oft von unerträglichen Schmerzen begleiteten Erkrankungen betreffen die Gelenke und die Muskulatur und verursachen die meisten Krankenstände. Oft handelt es sich um Schmerzen und Verspannungen im Nackenbereich, ein Zervikalsyndrom, das mitunter in die Arme ausstrahlt. Es kann aber auch der Rücken betroffen sein, wobei die Rückenmuskulatur häufig bretthart verspannt ist. Auch hier verrät der Volksmund psychodynamische Zusammenhänge: hartnäckig sein, halsstarrig, den Kopf hinhalten, die Angst, die im Nacken sitzt, einen breiten Buckel haben, den Buckel hinhalten, etwas hat mir das Kreuz gebrochen.

Bei Schmerzen dieser Art ist es notwendig zu erkennen, was der Körper uns mitteilen will. Vielleicht benötigt er nur etwas mehr Ausgleichssport, ein Orthopäde oder Physiotherapeut kann hier wertvolle Hilfestellungen geben. Aber auch der andere Zweig sollte nicht ganz vernachlässigt werden. Es ist durchaus interessant zu erforschen, wer oder was einem im Nacken sitzt und die Verspannungen verursacht, um dem Übel besser begegnen zu können.

Dabei muss immer das Verhältnis zwischen den positive Kraft gebenden Bereichen wie Ruhe, Geborgenheit, Schutz, Wärme, Vertrauen, Zuwendung, Liebe, Achtung, Ermunterung, Bewegungsfreude und Tatendrang und den belastenden Kräften wie Überforderung, Angst, Wut, Fluchttendenzen, Kränkung, Erniedrigung und Abwertung beachtet werden. Denn nicht nur die Finanzen brauchen eine positive Bilanz, sondern auch die Seele, damit es zu keinem psychophysischen Bankrott kommt.

Ein schönes Bild, das dieses Gleichgewicht veranschaulichen soll, ist jenes der Stresswaage. Auf der einen Seite liegen alle belastenden Erlebnisse, Gefühle, Beziehungen, und in der anderen Waagschale müssen mindestens so viele positive Erlebnisse und Gefühle liegen, um ins Gleichgewicht und damit auch zur muskulären Entspannung zu gelangen.

Positive Faktoren, die den negativen Stress ausgleichen können: Entspannung, Sonne, Wärme, Natur, Sport, Musik, in der Badewanne liegen, Duschen, Begegnung, Mitgefühl, Gespräch, wahrgenommen werden, verstanden werden, sich entfalten dürfen, gefördert werden, gelobt werden, Vertrauen, Verständnis, leistungsunabhängige Liebe, Lebendigkeit, Buntheit, Geborgenheit, Schutz, Trost, Abgegrenztheit, Sicherheit, für sich selbst sorgen können, Freiheit, Spielfreude ...

Das Fibromyalgie-Syndrom

Fibromyalgie ist eine neue Bezeichnung für Erkrankungen wie Muskelrheumatismus oder Weichteilrheumatismus. Die Betroffenen klagen meist über schlecht lokalisierbare Schmerzen am ganzen Körper und Steifigkeit der Gelenke am Morgen. Um von einer Fibromyalgie sprechen zu können, müssen mehrere Bereiche des Körpers betroffen sein. Hauptmanifestationspunkte liegen dabei im Kreuz- und Nackenbereich. Muskelverkrampfungen, Schmerzen und ein Steifigkeitsgefühl sind die Folge und können über Monate andauern.

Die Fibromyalgie ist durch Blutuntersuchungen nicht nachweisbar, es finden sich keine Rheumafaktoren oder andere spezifische Entzündungsanzeichen. Die Betroffenen geben an, dass sich der Schmerz durch körperliche Anstrengung verstärkt und durch Wetter, Angst und Stress beeinflussbar ist. Durch die Schmerzen treten häufig Schlafstörungen auf, der Schlaf ist oberflächlich und nicht erholsam. Die Patienten führen an, nachts immer wieder aufzuwachen und dann aufgrund der Schmerzen schlecht einschlafen zu können. Meist besteht eine deutlich herabgesetzte Vitalität bis hin zur depressiven Stimmungslage, die von den Patienten selbst als Reaktion auf die chronischen Schmerzzustände interpretiert wird.

Das Fibromyalgie-Syndrom ist oft ein sehr schmerzhaftes und quälendes Leiden, das natürlich auch seine psychischen Spuren hinterlässt. Entscheidend bei solchen Erkrankungen, die organisch nicht nachweisbar sind, ist auch immer, dass die Angst besteht, als Simulant, Tachinierer oder als hysterisch abgetan zu werden (siehe Kapitel „Somatoforme Störungen"). Dabei werden die Erkrankten oft als Menschen beschrieben, die vorher besonders arbeitsam und tüchtig waren und mehr auf die anderen geschaut haben als auf sich selbst, die also in einer besonderen Weise leistungs- und pflichtbewusst waren (siehe Kapitel „Selbstliebe und Narzissmus-theorie", „Ungleichgewicht zwischen leistungsunabhängiger und leistungsabhängiger Liebe", „Mangelnde Abgrenzung").

Durch die Erkrankung sind sie in doppelter Weise belastet: Sie können selbst nicht mehr so viel leisten wie vor der Erkrankung, möchten wieder perfekt sein und erkennen oft, dass das weder die Medizin noch die Psychologie in der gewünschten Schnelligkeit bewerkstelligen können. Die Unzufriedenheit mit der Behandlung lässt die Betroffenen von Arzt zu Arzt wandern, die Patienten machen Druck, der Arzt erzeugt unter Umständen Gegendruck und zeigt häufig auch ein gewisses Unverständnis für die Erkrankung.

Die Patienten quälen große Schmerzen. In der Akutbehandlung ist daher, um den Teufelskreis zu durchbrechen, der Einsatz von Schmerzmitteln notwendig. Sie sollten diese Medikamente jedoch nicht unkontrolliert, sondern nur nach genauer Absprache mit dem behandelnden Arzt einnehmen. Eine gewisse Erleichterung können auch Antidepressiva wie Serotonin-Wiederaufnahmehemmer, besser noch Serotonin- und Noradrenalin-Wiederaufnahmehemmer oder trizyklische Antidepressiva bewirken.

Sie sollen sich jetzt aber nicht als depressiv missverstanden fühlen! Diese Maßnahme dient nur dazu, auf der Stressebene eine biochemische Harmonisierung der Nervenbotenstoffe und Hormone zu erreichen. Die Stressoren veranlassen auf der biochemischen Achse eine weitere Verkrampfung der Muskulatur. Der Einsatz von Antidepressiva bewirkt im Gehirn eine andere Schmerzwahrnehmung und eine bessere Schmerzdistanzierung. Dadurch wird es möglich, dass sich die Muskeln wieder leichter entspannen können und der Schmerz nachlässt (siehe Kapitel „Stresstheorie").

Aus psychiatrischer Sicht ist klar, dass es sich hier um einen Fehlerkreis handelt. Aus einer Überforderung, und das kann tatsächlich auch eine Infektion sein, entsteht eine Muskelverspannung. Diese Verspannung ist schmerzhaft und damit ein Stressor. Die Schmerzen führen zu einer reflektorischen Ruhigstellung, die wiederum nur durch Muskelanspannung und schließlich eine Verspannung erreicht werden kann. Dadurch vergrößert sich aber wieder der Schmerz, und der Teufelskreis schließt sich. Notwendigerweise muss daher auf alle Fälle die Muskelverspannung gelöst werden. Das ist einerseits durch physikotherapeutische Übungen und durch Erlernen einer Entspannungsmethode, zum Beispiel der Progressiven Muskelentspannung, möglich und andererseits durch langsames Aufbauen eines Ausdauersportprogramms. Die Betonung liegt hier auf dem Wort „langsam"!

Es ist mir vollkommen klar, dass für viele Betroffene dieser Vorschlag wie eine Verhöhnung ihrer Schmerzzustände klingen muss. Ich bin jedoch der Überzeugung, und die praktische Erfahrung spricht dafür, dass ein Durchbrechen des Teufelskreises nicht nur durch Schonung, so sehr diese anfangs auch erforderlich ist, sondern durch das Einbauen von gymnastischen Übungen und der langsamen Hinorientierung zum Sport möglich ist. Sie müssen sich wertfrei vor Augen führen, wie der Mensch geschaffen ist. Bewegung und Beweglichkeit sind für den Körper unerlässlich. Als die Menschen noch als Jäger und Sammler lebten, waren diese Fähigkeiten lebenswichtig. In unserer Zivilisationsgesellschaft aber stehen andere Notwendigkeiten im Vordergrund und in der Freizeit möchten wir uns eher entspannen, weil wir die Beweglichkeit schon aus den Augen verloren haben. Kinder geben ihrem Bewegungsdrang noch eher nach, aber Erwachsene unterdrücken und missachten ihn und weisen einen deutlichen täglichen Bewegungsmangel auf, denn lebendig zu sein ist zu kindlich und wird als negativ, läppisch oder peinlich empfunden.

Sollten Sie von dieser Erkrankung betroffen sein, so ist eines besonders wichtig: Versuchen Sie, dem Geheimnis dahinter auf die Spur zu kommen und lassen Sie sich nicht entmutigen, denn es gibt eine Lösung, die jedoch meist nicht so einfach zu erreichen ist, wie man möchte. So bitter es sein mag, ein Umdenkprozess muss stattfinden. Wiederum gilt es, eine neue Sprache zu erlernen. Lernen Sie, Ihre Körpersignalsprache zu verstehen und gehen Sie geduldig mit Ihrem Körper um. Drohen und beschimpfen Sie ihn nicht und seien sie nicht unzufrieden und aggressiv. Ein Dialog ist erforderlich, in dem jeder der Gesprächspartner den anderen achtet und nicht abwertet. Und eines steht außer Zweifel: Mit der Ausbeutung des Körpers und der Seele muss Schluss sein. Sie müssen eine neue Form des Dialogs und des Leistungserbringens für sich finden (siehe Kapitel „Der falsche Dialog mit den Organen").

Beispiel
Frau K. ist 40 Jahre, verheiratet, Mutter von zwei Kindern. Ihre Ehe war über Jahre sehr gut, wird jedoch in letzter Zeit von Negativem überschattet. Frau K. empfindet Schmerzen mit wechselnder Lokalisation: muskulärer Rückenschmerz, Armschmerz rechts, Beinschmerz links, Schulterschmerz rechts etc.
Auf der biologischen Schiene sind die Schmerzen abgeklärt und werden medikamentös und physikotherapeutisch behandelt. Auf der psychotherapeutischen Ebene zeigt sich, dass Frau K. voller Vorwürfe gegen ihren Mann ist. Er nehme sie nicht ernst, bezeichne sie als Hypochonderin, sei kaum für sie da. Sie verzehre sich in Sehnsucht nach ihm, sei krankhaft eifersüchtig.

Dies ist ein Muster, das wir immer wieder antreffen. Nach einer Phase der Verliebtheit und der großen Intensität werden Beziehungen aufgrund der realen Gegebenheiten distanzierter. Wenn in den Persönlichkeitsstrukturen nicht der autonome, sondern der sehnsüchtige, symbiotische Anteil im Vordergrund steht, entwickelt sich aus der „positiven Sehnsucht" ein Schmerz. Dieser wird dem Partner mitgeteilt, um ihn zu motivieren, wieder vermehrt Aufmerksamkeit und Zeit zu schenken.

Inhalt der Psychotherapie ist die Beleuchtung der Beziehungsmuster, die Klärung der Frage, woher Geborgenheit, Verständnis und Schutz kommen können, wenn sich der Partner verweigert. Vier Übungen sind zu trainieren: Kuschelübung, die Übung mit dem Kissen, die Neubeelterung sowie Aufbau oder Stärkung des eigenen inneren Trösters. Daraus resultieren Autonomie und die Möglichkeit einer gleichwertigen partnerschaftlich-liebenden Beziehungsfähigkeit.

Kreuzschmerzen, das Lumboischialgie-Syndrom

Darunter versteht man einen oft akut einsetzenden (Hexenschuss) oder auch chronisch ziehenden wellenförmigen Schmerz im lumbalen Bereich des Rückens, oft mit ausstrahlenden Schmerzen in das Bein.

Beim Husten, Niesen oder Pressen wird eine Verstärkung des Schmerzes verspürt. Die Patienten schildern stechende, bohrende, ziehende Schmerzen, das Gefühl, in der Mitte gebrochen zu sein, dass der Oberkörper nicht mehr zum Unterkörper gehört, als ob der Unterkörper außer Kontrolle geraten sei.

Als Vorläufer werden chronische Muskelverspannungen erwähnt, die zu Mehrbelastungen der Wirbelkörper und der Zwischenwirbelgelenke führen. Durch die vermehrte Dauerdruckbelastung ergibt sich eine wesentlich stärkere Beanspruchung der Bandscheiben, wodurch es mit der Zeit zu Bandscheibenvorfällen kommen kann.

Wie immer bei psychosomatischen Beschwerden, muss zuerst die organische Durchuntersuchung erfolgen, um zu einer möglichst exakten organischen Diagnose zu gelangen. Schmerzsyndrome können traumatische Ursachen haben, Entzündungen auf der Basis von viralen beziehungsweise bakteriellen Infekten und viele andere Gründe. Ihr behandelnder Arzt wird die notwendigen Untersuchungen veranlassen.

Kütemeyer und Schultz beschreiben als mögliche psychodynamische Hintergründe folgende Vorgeschichte: In der Kindheit vorzeitig zu Verantwortung und harter Arbeit herangezogen, gleichzeitig durch Strenge und Entbehrung von den Eltern unmündig gehalten, entwickeln die späteren Patienten von der Pubertät an trotzige Eigenständigkeit, expansive Unternehmungslust und unermüdlichen Arbeitseifer.

Regressive Bedürfnisse werden dabei extrem verleugnet. Sie haben Angst vor Hingabe und neigen in ihren Beziehungen dazu, andere zu übertreffen und dominierend zu betreuen, etwa indem sie sich hilfsbedürftige Partner suchen. Sie selbst können Geschenke und Hilfe dagegen nur schwer annehmen.

Vor allem die körperliche Selbstwahrnehmung, das Empfinden für das Ausmaß der eigenen Leistung sowie für warnende und schützende Ermüdungserscheinungen sind schwach ausgebildet.

Zeitlich manifestieren sich die Ischiasattacken in kritischen Situationen der Lebensgeschichte, in denen die „Überlegenheit" nicht mehr durchgehalten werden kann. Redewendungen, wie „das hat mir das Kreuz gebrochen" oder „zu Kreuze kriechen", deuten auf die Überforderungssituation.

Dies ist jedoch nur eine Möglichkeit, warum die Muskulatur mit chronischen Verspannungen und in der Folge mit Schmerzen reagieren kann. Jegliche Art von Überforderung, von innerem Stress, von größeren und kleineren seelischen Verletzungen und Traumatisierungen wirkt sich auch in Form von muskulären Verspannungen aus. Sie müssen sich vorstellen, dass das Muskelsystem auf Bedrohungen oder Überforderungen reflexartig reagiert. Entweder wird der Fluchtreflex ausgelöst, das heißt, Sie sind momentan auf der Flucht vor dem, was gegenwärtig Ihr Leben bestimmt, oder es wird der Reflex ausgelöst, der Sie in Deckung gehen lässt, um sich zu verstecken. Beide Reflexe führen jedoch nicht zur Entspannung, sondern zur Verspannung der Muskulatur. Da diese Reflexe unbewusst ablaufen, sind sie oft gar nicht so leicht zu dechiffrieren. Es ist also ein Dialog mit dem Organ notwendig (siehe Kapitel „Der falsche Dialog mit den Organen"). Das Organ, in diesem Fall das Kreuz, erzählt eine Geschichte. Wir müssen lernen, zuzuhören. Oft ist der Körper vernünftiger als der Geist, der durch Leistung, Strenge, Ehrgeiz und Rivalität getrieben wird.

Beispiel

Eine 56-jährige Frau mit Lumbalgie sucht mich in der Praxis auf. Sie hat einen Bandscheibenvorfall, der konservativ zu behandeln ist. Der befreundete Orthopäde schickt mir die Frau und meint, dass sie auch unter Depressionen leide. Frau M. kommt gebückt, mit schmerzverzerrtem Gesicht in die Ordination. Sie kann kaum sitzen, leidet unter großen Schmerzen. Sie schildert eine massive Überforderungssituation. Ihr Mann sei mit der Firma in den Konkurs geschlittert, ein Partner habe das Unternehmen übernommen. Jetzt müsse sie zusehen, wie ihr Mann langsam demontiert wird. Sie sei komplett in dieses Leid verstrickt. Ich habe Frau M. ebenfalls ein Antidepressivum verordnet und gleichzeitig versucht, mit ihr zu erarbeiten, was ihr guttun könnte, um den Schmerz etwas auszugleichen.
Sehr schnell wird klar, dass ihr dieser Ansatz völlig fremd ist. Sie ist daran gewöhnt, für andere da zu sein und sich für andere aufzuopfern. In der weiteren Analyse dieser Haltung und in der Beschäftigung mit dem Schmerz tritt eine tiefe Trauer über den Tod der Mutter an die Oberfläche. Ihre Mutter sei schon gestorben, als sie ein 16-jähriges Mädchen war. Sie habe ohne zu murren die Aufgaben der Mutter übernommen, habe begonnen, den Haushalt zu führen, auf die jüngeren Geschwister aufgepasst und diese erzogen. Der Vater sei wenig zu Hause gewesen, sei sehr streng, aber gerecht gewesen. Für ihn sei es selbstverständlich gewesen, dass sie die Rolle der Mutter übernommen habe, andererseits sei er schon sehr stolz auf sie gewesen.

Die aktuelle Lebenssituation zeigt eine deutliche berufliche wie private Überforderung. Im Rollentausch mit dem Schmerz beginnt die Frau zu weinen. Auf die Frage, wer sie trösten könne, weint sie noch stärker und schluchzt, dass nur ihre Mutter in der Lage gewesen sei, sie zu trösten. Ihre Mutter sei allerdings schon vor 40 Jahren gestorben.

Wir haben die tröstenden Qualitäten der Mutter in Form einer um die Schultern gelegten Decke in den Raum geholt. Diese übernahm den versorgenden Anteil. In vielen Stunden Psychotherapie lernte die Frau, Grenzen zum Leid anderer zu ziehen und trotzdem mitzufühlen und empathisch zu sein, für sich etwas zu tun, ohne sich als Egoist zu fühlen, das Sinnvolle dieses Tuns zu erkennen und zu akzeptieren. So kam sie trotz Bandscheibenvorfalls zu einer weitgehenden Beschwerdefreiheit vonseiten der Lumbalgie.

Therapeutische Möglichkeiten

Kütemeyer und Schultz schlagen ein dreistufiges Therapieprogramm vor:

Die erste Phase dient zur allgemeinen Entspannung: Bettruhe, Wärme (mit Lindenblütentee und Paracetomol) sowie muskelentspannende Medikamente. Dadurch kommt es zur allgemeinen Muskelentspannung einerseits, andererseits ist der Patient seiner mühsam abgewehrten Regression ausgesetzt, was bedeutet, dass der Mensch dem warnenden Symptom Rechnung trägt, den Körper für eine gewisse Zeit über den Geist zu stellen oder zumindest eine neue Zusammenarbeit zu planen.

Die zweite Phase dient zur lokalen Entspannung durch Fangopackungen und Massagen.

Elemente der ersten Phase (Wärme und Entspannung) werden beibehalten.

Die dritte Phase dient dem Erlernen von Selbstwahrnehmung und der entspannten Aktivität. Durch isometrische Übungen kann der Wechsel zwischen Anspannung und Entspannung trainiert werden. Durch Körpergymnastik wird vermehrtes Augenmerk auf das Körperschema gerichtet. Auf der psychodynamischen Ebene ist es notwendig, die Schmerzen zu verstehen und daraus einen Lösungs- und Veränderungsplan abzuleiten.

Medikamentös werden Antirheumatika und Myotonolytika eingesetzt. Gern verordnet man auch Psychopharmaka, einerseits zur Schmerztherapie, andererseits zur Verbesserung der meist gedrückten Stimmungslage. Serotonin-Wiederaufnahmehemmer, besser noch Serotonin- und Noradrenalin-Wiederaufnahmehemmer oder trizyklische Antidepressiva bewirken meist eine Erleichterung. Vor allem können damit die Schlafstörungen gut behandelt werden. Studien bestätigen, dass das Schmerzsyndrom durch einen gesicherten Schlaf mit Antidepressiva deutlich gebessert wird, hingegen durch Schlafstörungen eine Verschlechterung der Schmerzen eintritt.

Körperbezogene Psychotherapieformen können hier Gutes bewirken. Wichtig ist eine nachreifende, nachsättigende Psychotherapie mit dem Aufbau positiver, nährender, innerer Repräsentanzen und Rollen. Der aufdeckende Aspekt der Psychotherapie – und damit belastende Teil – soll sich mit dem Aufbau der positiven Kraftquellen zumindest die Waage halten.

Das Cervical-Syndrom

Ähnlich wie im Lumbalbereich, kann es im Halsbereich der Wirbelsäule zu schmerzhaften Veränderungen kommen. Auch hier werden chronische muskuläre Verspannungen als Ursache angegeben.

Umgangssprachlich gesehen lässt sich bereits auf Auslöser schließen: „die Angst im Nacken", „halsstarrig sein", „am Schlafittchen genommen werden", „hartnäckig sein", „sitzt mir im Genick", „starrköpfig sein", „den Buckel hinhalten". Auch hier ist die unwillkürliche reflexartige Reaktion des muskulären Systems zu beachten. Es kann auf Bedrohung, welcher Art auch immer, nur mit Verspannung reagieren, bis die Bedrohung erkannt und neutralisiert ist.

Mithilfe der Psychotherapie sollte es gelingen, die Sprache des Körpers wieder verständlich zu machen, sie wieder mit dem Gefühl in Verbindung zu bringen (siehe Kapitel „Die vegetative Neurose").

Die chronische Polyarthritis oder das echte Rheuma

Die chronische Polyarthritis oder das echte Rheuma ist eine entzündliche Allgemeinerkrankung, die sich vor allem an den Gelenken zeigt. Beweise dafür finden sich in einer Blutanalyse. Meist entwickelt sich die Krankheit schleichend im Verlauf von Monaten, aber sie kann auch hoch akut in wenigen Stunden bis Tagen ausbrechen. Die primär chronische Polyarthritis (pcP) beginnt meist an den kleinen Gelenken der Hand, den Fingergrund- und Mittelgelenken. Die Gelenke zeigen die klassischen Zeichen einer Entzündung mit Schwellung, Wärme, lokaler Druckschmerzhaftigkeit, Bewegungs- und Ruheschmerz und Funktionsbehinderung. Oft sind Veränderungen am Gelenksknorpel und in weiterer Folge auch an den angrenzenden Knochenstrukturen erkennbar. Der Krankheitsverlauf ist nicht genau vorhersehbar, 13 bis 26 Prozent der Betroffenen werden wieder gesund. Die Erkrankung kann schubweise verlaufen, sich zwischendurch wieder bessern oder hoch destruktiv sein. 5 bis 15 Prozent der Erkrankten werden immobil und rollstuhlbedürftig.

Die Krankheitsursachen sind nicht genau bekannt. Sicher ist, wie so oft, der genetische Faktor, der die immunologischen Prozesse beeinflusst. Dadurch kommt es zu einer Schädigung des körpereigenen Gewebes durch das Immunsystem. Der psychosomatische Faktor in der Entstehung ist nicht gesichert, unbestritten ist aber, dass psychosoziale Faktoren die Erkrankung in ihrem Verlauf positiv oder negativ beeinflussen können, Ressourcen und positive Kraftquellen müssen besonders herausgearbeitet werden.

Plügge stellt fest, dass es sich bei den Menschen, die an dieser Erkrankung leiden, um Persönlichkeiten handelt, die vor ihrer Erkrankung in einer besonders selbstlosen Weise aktiv, tüchtig, unermüdlich und entschlossen zupackend waren.

In allen mir zugänglichen Arbeiten wird jedoch betont, dass es sich bei diesen psychodynamischen Erkenntnissen nur um Beobachtungen und Themen handelt, die im Laufe der Psychotherapie als besonders wichtig zum Tragen gekommen sind. Es gibt freilich keine Signifikanz bezüglich eines bestimmten Persönlichkeitsmusters im Sinne einer „rheumatischen Persönlichkeit".

Oft besteht ein hohes Maß an innerer Einsamkeit, ein Defizit an Wärme, Schutz, Geborgenheit, Vertrauen. Mit großer Regelmäßigkeit habe ich ein ausgeprägtes Über-Ich festgestellt, mit besonderen Reinlichkeitsansprüchen und Ordnungssinn, Ästhetik und Beurteilungsdrang. Dies bedeutet auch, dass ein deutliches Defizit im Bereich der prinzipiellen Selbstliebe und der leistungsunabhängigen Liebe besteht.

Für diese Menschen gilt in besonderer Weise der psychotherapeutisch-christliche Grundsatz „Liebe deinen Nächsten wie dich selbst".

Zu lernen ist, wie ich als Betroffener Bilder in mir entwickeln kann, die mir eine tiefe Entspannung und ein Gefühl der Geborgenheit vermitteln. Dadurch wird es möglich, den Muskeltonus zu senken und damit auch den Druck auf die Gelenke zu vermindern. So können Verspannungen, die mit Angst oder Wut, aber auch Erschöpfung verknüpft sind, gelindert werden und es ist möglich, erfolgreich gegenzusteuern. Die Kunst dabei besteht auch hier darin, Frieden in der eigenen inneren Welt herzustellen und sich von negativen äußeren Einflüssen möglichst unabhängig zu machen (siehe Kapitel „Mangelnde Abgrenzung"). Dass das kein einfacher Prozess ist, leuchtet ein. Hilfreich dabei sind auch die Entspannungsübungen im dritten Teil des Buches.

So kontrovers psychodynamische Faktoren bei der chronischen Polyarthritis diskutiert und auch psychotherapeutische Maßnahmen unterschiedlich beurteilt werden, so deutlich ist die Tatsache, dass eine chronische Erkrankung eine schwere psychische Belastung darstellt, die unter Umständen einer psychotherapeutischen Hilfestellung bedarf. Die Krankheitsverarbeitung bildet ein Thema, ebenso die Angst vor der Zukunft, das andere Thema ist die Bearbeitung der Schuld- und eventuell auch Wutgefühle, die sich mit der Erkrankung verbinden: „Warum gerade ich?"

Bekanntlich bewirkt Hoffnungslosigkeit eine negative Entwicklung bei chronischen Erkrankungen.

Beispiel

Eine junge Frau mit einer entzündlichen Veränderung des Ellbogens, die als Symptom einer primär chronischen Polyarthritis von den Rheumatologen diagnostiziert wurde, interessierte sich für die psychodynamische Betrachtung und für das Verständnis ihrer Erkrankung. Im Rahmen der Psychotherapie wurde ihr eine maßlose Wut im Sinne des Zuschlagenwollens auf ihre Mutter bewusst. In der Folge nahmen wir die Botschaft, die im Ellbogen gespeichert war, auf, um im Sinne der Katharsis eine Unzahl an kränkenden Szenen auf die Bühne zu bringen, und versuchten, diese im Rahmen der Therapie durch befriedigende Szenen zu ersetzen.

Gefährlich ist es, die destruktive Gewalt, die sich als Symptom einer psychosomatischen Erkrankung manifestiert, durch Ausagieren auf der Bühne zum Verschwinden bringen zu wollen. Das Gegenteil entsteht. „Das ist der Fluch der bösen Tat, dass sie fortzeugend immer Böses muss gebären" (Schiller). Durch Ausagieren der destruktiven Aggression kommt es als psychische Reaktion nicht zur Befreiung, sondern zur Verzweiflung, zur Trauer, zur Selbstdestruktion.

Das Arbeiten mit der Einführung und Wiederbelebung positiver Rollen ist oberstes Gebot.

Blasenstörungen

Die Harnblase ist ein Organ, das besonders bei Frauen ein „Eigenleben" entwickeln kann. Wenn eine Störung vorliegt, muss, so wie bei allen Erkrankungen, eine organische Abklärung erfolgen. Meist handelt es sich um Entzündungen, die mit Tees und Antibiotika gut behandelbar sind. Oft tritt dabei aber auch ein Schmerzsyndrom auf, das sich organisch nicht erklären lässt. Und dann ist es notwendig, zu verstehen, warum die Harnblase schmerzt oder andere Funktionsstörungen zeigt, wie zum Beispiel einen ständigen Harndrang mit leichtem Harnverlust oder auch nur mit dem Gefühl, Harn zu verlieren. Diese Beschwerden können sehr kraftraubend sein und sich auch seelisch auswirken. Chronische Beschwerden führen zu Gereiztheit und Bedrücktheit bis zur Verzweiflung. Die Beschwerden drängen sich dabei mitunter so in den Vordergrund, dass sie den Tagesablauf und die Lebensqualität deutlich bestimmen und beeinträchtigen. Alles dreht sich um die Blase ... Da ist Hilfe von einem Spezialisten angesagt.

Beispiel
Eine 33-jährige Frau kam zu mir in die Psychosomatische Ambulanz. Sie war verzweifelt, da sie seit Jahren unter Blasenstörungen litt. Alle medizinischen Behandlungen hätten bis jetzt nicht oder nur vorübergehend geholfen. Sie war bereit, die Sprache der Blase zu lernen. Mit mir gemeinsam erkannte sie, dass ihre Harnblase auf alle emotional belastenden Ereignisse reagierte und auch wütend werden konnte, und der Vergleich mit einem Stinktier, das seine Stinkdrüse auf den Angreifer richtet, amüsierte und entlastete die Betroffene. Genauso erkannte die junge Frau, dass die Blase auch weinen kann, dass sie traurig und bedrückt sein kann und dass sie über die Reaktion der Blase einen besseren Zugang zu ihrer eigenen Gefühlswelt erreichen konnte. Die Blasenbeschwerden waren damit nicht mehr nur ein zu bekämpfendes Übel, sondern sie erhielten einen Sinn und wurden als Stim-

mungsbarometer und als Brücke zum Gefühlsleben akzeptiert. Die Patientin erkannte ferner, dass sie sich sehr von ihrer Umwelt abhängig machte. Wut, Ärger, Betroffenheit, Zorn, Rivalität und Traurigkeit wurden nicht mit der Außenwelt direkt abgehandelt, sondern entfalteten die ganze Kraft auf der Innenbühne. Die Harnblase musste alles schlucken und verarbeiten. Ein weiteres Problem der Patientin war der Perfektionismus sich selbst und ihrer Umwelt gegenüber, womit sie sich die Latte sehr hoch legte. Eine Auseinandersetzung mit der Umwelt war damit deutlich behindert, da die Frau ihre Hoffnung längst aufgegeben hatte, dass die Welt so sein könnte, wie sie es sich wünschte.

Ich habe mit der jungen Frau alle Übungen trainiert, die ich im dritten Teil des Buches angeführt habe. Mit der „Kuschelübung" war es ihr möglich, am Abend abzuschalten und einen besseren Schlaf zu finden. Das eigene Versorgen ihrer sehnsüchtigen Anteile gelang über die „Schoßplatzübung" (siehe Kapitel „Das Seelenhaus"), außerdem war es für sie entscheidend, auch einen guten Kontakt zu ihrem eigenen „inneren Liebhaber" zu finden, da sie auf der Außenbühne dazu tendierte, alle Männer abzuwerten und zwischen Sehnsucht und Ablehnung hin- und hergerissen war. Mithilfe der Übungen fand sie schließlich zu ihrem eigenen Lebensstil, wurde lebendig und unabhängig und die Blasenbeschwerden traten in den Hintergrund. Die Blase aber blieb ihr Reaktionsorgan Nummer eins, nur stand die junge Frau jetzt mit ihr in gutem Kontakt und konnte verstehen, was die Blase meinte.

Die Depression

Die Beschreibung und damit das Erfassenkönnen einer Depression ist mir ein besonderes Anliegen. Sie gehört zu den Krankheitsbildern, die am häufigsten nicht erkannt und damit nicht behandelt werden. Hinter den meisten psychosomatischen Erkrankungen kann auch eine Depression stecken. Es lohnt sich in jedem Fall, sich mit dieser Möglichkeit auseinanderzusetzen. Unnötiges Leid, Krankenstände, Familiendramen und andauernd wiederholte körperliche Durchuntersuchungen ließen sich damit vermeiden.

Eine Depression kann verschiedenste Ausdrucksformen haben und ihre Diagnose ist daher gar nicht so einfach. Ein anderer Grund, warum eine Depression nicht diagnostiziert wird, ist der, dass sie zu den verpönten Krankheitsbildern gehört. Ein Depressiver ist nach einer leider noch immer sehr verbreiteten Meinung „geistig nicht in Ordnung". Da Depressionen sich oft in Form von körperlichen und organischen Missempfindungen äußern, neigt man dazu, bei der organischen Abklärung zu bleiben. Solche Zeichen können ein Druck auf der Brust, Bauchschmerzen, Kopfschmerzen, Rücken- oder Genickschmerzen, Schlafstörungen, Veränderungen des Appetits, das Gefühl, sich Dinge nicht mehr merken zu können und vieles mehr sein. Nach genauer Durchuntersuchung wird vielleicht sogar die eine oder andere Abnützung des Organs, wie beispielsweise der Wirbelsäule, gefunden, Medikamente werden verabreicht. Nur beheben Schmerztabletten, Antirheumatika und andere symptomlindernde Mittel die Ursache nicht, hier muss ein Antidepressivum eingesetzt werden.

Und damit ergibt sich auch schon die zweite Hürde in der Behandlung dieser Erkrankung: Viele wollen mit der Diagnose „Depression" nichts zu tun haben und natürlich noch weniger mit einem Antidepressivum. Ein Medikament gegen Bluthochdruck, Gicht oder Asthma wird relativ gern eingenommen, eines gegen Depressionen aber oft mit großem Misstrauen betrachtet. Es gibt Menschen, die die Diagnose einer Depression akzeptieren können, aber auch von diesen wollen viele von einem Antidepressivum nichts wissen. Deswegen müsste man für diese Medikamente eine andere Bezeichnung finden, wie „Energiespender" oder Serotonin-Regulatoren. Das würde für viele Betroffene den

Verordnungsgrund auch wesentlich exakter treffen. Denn die Depression könnte man auch als Serotoninmangel-Syndrom bezeichnen. Und wie viel schöner klingt dieser Name doch für den Betroffenen!

Diesen Ausdruck gibt es tatsächlich, er beschreibt eine bestimmte Kombination von Symptomen wie Müdigkeit, Abgeschlagenheit, Lustlosigkeit, Schlafstörungen, es zwickt und zwackt im Körper, man fühlt sich nicht wohl in seiner Haut, Schmerzen verschiedenster Lokalisation treten auf und das Gefühl, Sand im Getriebe zu haben, vergesslich zu sein, sich nicht mehr richtig konzentrieren zu können, stellt sich ein. Kleine Aufgaben, Blumengießen beispielsweise, scheinen schon unüberwindlich, etwas, das man früher gar nicht für möglich gehalten hätte. Stimmungsveränderungen im Sinn einer Depression oder Angst stehen dabei oft gar nicht so sehr im Vordergrund, und daher ist es doppelt verständlich, wenn sich die Betroffenen gegen die stigmatisierende Diagnose „Depression" wehren.

Beispiel

Ein 45-jähriger Patient klagt über einen Druck auf der Brust mit Stechen und leichten Schmerzen in den linken Arm ausstrahlend. Zusätzlich klagt er über Antriebslosigkeit, er fühlt sich krank, nicht mehr belastbar. Im Ruhezustand und in der Nacht nehmen die Schmerzen zu, Schlafstörungen sind die Folge. Der Patient wird im Spital genauestens durchuntersucht: Labor, EKG, Computertomografie, auch der Wirbelsäule, Angiografie etc. Schlussendlich wird ihm die erfreuliche Mitteilung gemacht, dass organisch alles in Ordnung ist. Der Patient wird entlassen und ist weiterhin nicht arbeitsfähig. Er ist freiberuflicher Unternehmensberater. Nach weiteren vier Wochen geht er zum niedergelassenen Psychiater, der verordnet ihm ein antriebssteigerndes Antidepressivum in der Früh und ein beruhigendes, schlafförderndes am Abend. Bereits nach zehn Tagen fühlt sich der Patient wie neu geboren, die Beschwerden sind verflogen.

Natürlich wäre es am schönsten, wenn die Gesellschaft die Stigmatisierung dieser Erkrankung aufgeben könnte. Davon sind wir leider noch weit entfernt. Man darf zwar Husten bekommen, eine Lungenentzündung oder auch Bluthochdruck, wer jedoch an einer Depression erkrankt, scheint verdächtig, bedeutet eine Gefahr und muss in Zukunft kritisch betrachtet werden. Bei Krankschreibungen ist es dem Betroffenen ziemlich egal, wenn man dem Dienstgeber mitteilt, dass er wegen eines akuten Schubs einer rheumatischen Erkrankung im Krankenstand sein muss. Die Diagnose einer Depression aber ist peinlich, zu persönlich und zu intim, sie darf nicht gestellt werden.

Dabei sind die Betroffenen mit ihrer Diagnose nicht allein: Fünf Prozent leiden an einer Depression, 20 Prozent aller Menschen in technisch höher entwickelten Ländern erleiden einmal im Laufe ihres Lebens eine depressive Episode, im Krankenhaus sind es 30 Prozent – und hier wieder, sowie in den Ambulanzen und bei niedergelassenen Fach- und Allgemeinärzten, ist es oft eine Erschöpfungsdepression, die bei den Patienten diagnostiziert wird. Überarbeitung, der Umstand, nicht auf sich selbst zu achten, nicht bei seinen eigenen Ressourcen und Kraftquellen bleiben zu können, Selbstausbeutung und falsch verstandener Leistungsanspruch führen zu einer Veränderung der Neurotransmitter, dem Haushalt der Nervenhormone. Und dieses Defizit kann auch mit Medikamenten ausgeglichen werden. Gleichzeitig weiß man aber, dass sich dieser Hormonhaushalt auch durch verschiedene Aktivitäten positiv beeinflussen lässt. Das befreiende Gefühl bei Dauersportarten wie Joggen oder Langlaufen ist ein gutes Beispiel dafür. Selbst Ernährungsumstellungen und ein veränderter Lebensstil oder das Tanken von Sonne haben positive Effekte auf den Nervenhormonhaushalt – und nicht zu vergessen: das Lachen.

So gibt es unzählige Möglichkeiten, Kraft zu tanken und Ihren eigenen Einfällen seien hier keine Grenzen gesetzt. Sie sollen die Anregungen in diesem Buch in Ihrer eigenen Weise weiter ausbauen und sich bestärkt in dem fühlen, was Sie ohnehin schon als Gesundheitsinformation in sich tragen. Tipps dazu können Sie auch aus dem Kapitel „Das Seelenhaus" und den anschließenden Übungen beziehen. Vergessen Sie jedoch nicht, dass ab einem gewissen Maß an Leid die medikamentöse Hilfe sehr positive Veränderungen bewirken kann. Denn man ist vielleicht nicht in der Lage, diese Übungen durchzuführen oder so positiv zu denken, dass überhaupt eine Besserung erreicht werden kann. Vertrauen Sie sich bitte einem Spezialisten an und scheuen Sie auch nicht davor zurück, wenn dieser Spezialist ein Psychiater ist. Jeder ist seines Glückes und seiner Gesundheit Schmied, es muss nur die Möglichkeit dazu gefördert werden.

Die Erschöpfungsdepression stellt jedoch nur eine Form der Depression und nur eine Erklärungsmöglichkeit dar. Es gibt auch Menschen, und das ist gar nicht so selten, die die Zeichen eines Serotoninmangel-Syndroms haben und sehr glaubhaft versichern, dass sie keine Überbelastung hätten, dass familiär alles in Ordnung sei, dass sie auch keine finanziellen Sorgen oder Wohnprobleme plagen würden. Es treten eben auch Depressionen auf, die dadurch zu erklären sind, dass die Produktion der Nervenhormone nicht im richtigen Maß funktioniert, so als ob bei Diabetes nicht ausreichend Insulin produziert wird. Hier spielt der seelische und psychodynamische Aspekt tatsächlich eine untergeordnete Rolle, eine medikamentöse Unterstützung ist notwendig, und keiner der Betroffenen sollte sich dafür genieren.

Weit verbreitet ist leider Gottes die Ansicht, man müsse es doch selbst schaffen, es wäre doch gelacht, Medikamente gegen Depressionen, schlechte Stimmung oder Antriebslosigkeit einzunehmen. Diese Meinung deckt sich mit der vieler Angehöriger von depressiven Menschen, die die Betroffenen damit quälen, ihnen zu sagen, sie sollen sich zusammenreißen, sie sollen endlich aufstehen, nicht die ganze Zeit im Bett herumliegen und etwas tun. Diese Mitmenschen können oder wollen nicht erkennen, dass ein Depressiver meist nicht fähig ist, sich am eigenen Schopf aus dem Sumpf zu ziehen. Hier ist eine Behandlung durch den Arzt angezeigt und notwendig, denn eine Depression lässt sich in der heutigen Zeit erfolgreich behandeln. Manchmal braucht es Geduld und unter Umständen wirkt auch nicht gleich das erste Antidepressivum, das verordnet wird. Aber mit dem gemeinsamen Bemühen, aus dem Sumpf herauszukommen, sollte es gelingen.

Der wesentlichste Punkt aber besteht darin, dass es viel mehr Menschen gibt, die unter Depressionen leiden und sich nicht behandeln lassen oder nicht behandelt werden, als Menschen, denen es gelingt, die Einsicht zu haben und sich helfen zu lassen. Die Qualen werden dadurch nicht beseitigt und der Umwelt fallen die veränderten Grundhaltungen und Lebenseinstellungen des Betroffenen auf. „Früher war sie/er immer so lustig, jetzt kann man nichts mehr mit ihr/ihm anfangen. Sie/Er ist immer so gereizt, grantig, ungeduldig, man kann überhaupt keinen Spaß mehr mit ihr/ihm haben", hört man oft. Ich möchte hier nicht nur für – die meist unverzichtbaren – Medikamente plädieren, häufig sind biologische und psychodynamische Faktoren maßgeblich beteiligt. Und in der neueren wissenschaftlichen und diagnostischen Auffassung von Depression trennt man auch nicht mehr so wie früher zwischen einer endogenen Depression, die stoffwechselbedingt ist, und einer reaktiven Depression, die sich aus einer seelischen Überbelastung erklären lässt. Diese Trennung hat sich als nicht zielführend erwiesen, da alle Formen der Depression sowohl einen psychodynamischen Teil als auch einen biochemischen Teil haben, die im Neurotransmitter-System ähnliche Folgen auslösen. Deswegen ist auch bei allen Formen eine medikamentöse Stimmungsaufhellung und Linderung der Qualen möglich.

In der heutigen Diagnostik bestimmt man den Schweregrad der Depression. Bei einer leichten Form ist es möglich, dass der Betroffene nicht die depressive Stimmungslage, sondern nur die Antriebsarmut und eine veränderte Befindlichkeit spürt. Aber selbst hier sind ähnliche Zusammenhänge im Hintergrund wirksam. Häufig sind es körperliche Symptome, die einen darauf hinweisen, und dann setzt sich der schon beschriebene Fehlerkreis in Gang, der eine Abklärung nur auf der organischen Schiene beinhaltet und den depressiven Hintergrund übersieht. Bei einer mittelschweren Depression sind die allgemeinen Anforderungen des Alltags nur mehr mit großer Anstrengung zu schaffen, Gefühle von Unzulänglichkeit, Angst, Wertlosigkeit und Niedergeschlagenheit treten auf. Und wieder können organische Beschwerden das Bild vordergründig prägen. Bei der schweren Depression sind Gefühle der Sinnlosigkeit, tiefe Traurigkeit, Antriebslosigkeit, Leere und Wertlosigkeit bestimmend. Die Seele ist verfinstert, alles ist starr und leer. Quälende Schlafstörungen sind meist vorhanden. Oft tauchen jetzt Selbstmordgedanken auf, als Ausweg und als „gerechte Lösung".

Ein Mensch in einer tiefen Depression bedarf unbedingt der Zuwendung von außen. Er braucht die Hilfestellung, den Optimismus und die Klarheit im Vermitteln der Zusammenhänge und eines Behandlungsplanes. Das Gefühl zu haben, dass es einem furchtbar schlecht geht und man selbst keine Ahnung hat, wie es wieder besser werden soll und auch von der Umgebung keine Klarheit und keine Zuversicht vermittelt zu bekommen, verstärkt das Empfinden von Auswegslosigkeit. Dabei sind auch diese Depressionen gut behandelbar. Denn den seelisch-körperlichen Apparat können Sie sich wie eine Firma vorstellen. Er muss ausgeglichen bilanzieren. Anforderung, Belastung, Stress, Kränkung etc. müssen sich die Waage mit Entspannung, Genuss, Ruhe, Zuwendung und Liebe halten. Entsteht ein Ungleichgewicht, so führt das, wie vorher in der Stresstheorie beschrieben, zu einem Mangel an Serotonin und anderen Nervenbotenstoffen.

Gelingt es nicht, über Konfliktklärung, Entspannung und Urlaub besser für sich selbst zu sorgen und die Bilanz wieder zu korrigieren, können, wie oben geschildert, eine Vielzahl an Erkrankungen entstehen. Die medikamentöse Unterstützung ist dann wie eine Finanzspritze als Hilfe von außen zu sehen. Bei den

Serotonin-Wiederaufnahmehemmern, den derzeit gebräuchlichsten und nebenwirkungsärmsten antidepressiven Medikamenten, entsteht an den Nervenkontaktstellen eine erhöhte Serotonin-Konzentration. Der Botenstoff bleibt damit länger aktiv, die Zellen können sich wieder erholen und nach einiger Zeit wieder ausreichend selbst Botenstoffe wie Serotonin produzieren. Auf der anderen Seite aber steckt auch harte Arbeit dahinter, um aus einer Depression wieder herauszukommen.

Es gibt Menschen, die in der späten Phase der Depression dazu neigen, die Verantwortung für ihr Tun ganz an ihre Umgebung abzutreten. Das ist mit der fixen Grundeinstellung gepaart, dass man selbst ohnehin nichts wert sei, dass alles keinen Sinn mehr habe, Schuldgefühle und Selbstbestrafungstendenzen treten auf. Die Kunst des Therapeuten dabei liegt darin, diese Menschen wieder so weit zu bringen, dass sie an ihren Wert glauben und ein kleines Pflänzchen an Eigenliebe verspüren. Die Akzeptanz, die Aufmerksamkeit, die Sympathie und die Begegnung, verbunden mit dem Aufkeimen positiver Erinnerungen aus dem eigenen Leben, setzen den Umdenkprozess in Gang, dass es doch einen Sinn und eine Berechtigung hat, sich selbst zu mögen und zu lernen, sich selbst liebevoll zu umsorgen. Das erfordert ein geduldiges Bemühen und ist nicht so leicht durch Angehörige zu bewerkstelligen. Es geht darum, dass der depressive Mensch sich selbst gegenüber zu einer liebevollen, fürsorglichen, achtenden und verstehenden Haltung findet.

Beispiel

Frau F. kommt mit einer Zuweisung vom Hausarzt zu mir in die Praxis. Zwei Monate zuvor hatte sie eine Brustoperation wegen eines Karzinoms. Sie klagt, dass ihr Leben keinen Sinn mehr habe. Sie sei verheiratet und Mutter zweier Kinder. Der ältere Sohn studiere in Deutschland und komme nur selten nach Hause. Die jüngere Tochter sei ebenfalls ausgezogen und lebe bei ihrem Freund. Vor einem halben Jahr habe sich ihr Mann von ihr getrennt und er lebe mit einer Freundin zusammen. Sie selbst stehe vor den Trümmern ihrer Existenz. Immer sei sie für die Familie da gewesen, habe ihren Beruf für die Kinder aufgegeben. Jetzt sei alles sinnlos geworden. Sie lebe allein in einer großen Wohnung, habe panische Angstzustände, könne nachts kaum schlafen, das Knacken und die Geräusche in der Wohnung würden ihr größte Angst einjagen. So könne sie nicht weiterleben.

Ich habe mit Frau F. so lange weitergeredet, bis ich den Eindruck hatte, dass eine vertrauensvolle Beziehung zu mir entstanden war. Dann habe ich Frau F. ein Erklärungsmodell angeboten: Der Wunsch, nicht mehr leben zu wollen, ist oft der Wunsch, von den Qualen und Sorgen erlöst zu werden. Es ist der Wunsch nach Erlösung und Konfliktfreiheit, verbunden mit der Sehnsucht nach Aufgehobensein und Entspannung. Der Tod hat damit sehr viele mütterliche Attribute, jedoch ist es nicht notwendig, den Tod wirklich wählen zu müssen. Diese mütterliche Geborgenheit kennt jeder von uns aus den frühesten Tagen der Kindheit. Ein ähnliches Gefühl, sagte ich ihr, könne man in seinem eigenen Bett entwickeln, wenn man das Bett als Nest uminterpretiere. Frau F. wehrte sich sofort und erwiderte, dass sie sich im Bett überhaupt nicht wohl fühlen könne, dass sie sich kalt und einsam empfinde. Ich entgegnete ihr, dass man im Psychodrama die Möglichkeit hätte, Szenen darzustellen und dass man das Kuscheln im Bett so trainieren könne.

Frau F. zeigt Interesse, möchte sich jedoch vorerst nicht auf die Couch legen. Um ihr den Einstieg zu erleichtern, lege ich mich kurzerhand auf die Couch, decke mich zu und demonstriere ihr Wohlbehagen und Geborgenheit. Zurückgekehrt in meine Position als Leiter und Therapeut, lade ich sie ein, sich – so wie ich zuvor – auf die Couch zu legen und sich besonders auf Kopfkissen und Decke zu konzentrieren. Mit einigem Zögern kommt sie meiner Einladung nach. Es gelingt ihr, vorerst Wärme zu spüren, dann auch das Gefühl von Schutz und Geborgenheit zu empfinden.

Die Einladung, einen Rollentausch mit dem Kissen oder der Decke vorzunehmen, lehnt sie vorerst ab. Ich erkläre ihr daraufhin, dass von Bett, Kissen und Decke Wärme, Geborgenheit, Schutz, Gehaltensein und Vertrauen ausgehen – früheste mütterliche Botschaften und Signale also.

Abschließend vereinbarten wir noch eine medikamentöse Therapie – eine Kombination aus einem Antidepressivum und einem Beruhigungsmittel. Dann schlossen wir einen Non-Suizid-Vertrag (vgl. U. Schnyder 1993, S. 64 f.) bis zur nächsten Stunde in zwei Tagen, eine Vereinbarung in dem Sinn, dass Frau F. bei Auftreten stärkerer Selbstmordwünsche mich anrufen beziehungsweise sich an die Krisenintervention wenden würde.

In der nächsten Therapiestunde berichtete Frau F., dass es ihr zu Hause erstaunlich gut gegangen sei. Sie sei zwar hauptsächlich im Bett gewesen, habe sich dort jedoch sehr wohl gefühlt und das Bett wirklich als Nest ausgebaut. Sogar Kuscheltiere habe sie sich aus dem Zimmer ihrer Tochter geholt, die Selbstmordgedanken seien deutlich in den Hintergrund getreten. Im Rahmen der länger dauernden Psychotherapie gelang es Frau F., ein zunehmend besseres Selbstwertempfinden aufzubauen. Sie nahm ihr Leben selbst in die Hand und fand über die positive Eigenständigkeit wieder zu neuen erfüllten Beziehungen.

Essstörungen

Adipositas

Das krankhafte Übergewicht, die Fettleibigkeit oder Fettsucht, spielt eine der zentralen Rollen in unserem Gesundheitssystem, und das trotz intensiver medizinischer Aufklärung und tatkräftiger Unterstützung durch die Medien. Die Bedeutung dieser Erkrankung wird von der Bevölkerung in ihrer vollen Tragweite noch immer nicht erkannt. Die Fettleibigkeit schädigt die verschiedensten Organsysteme. Die übermäßige Nahrungszufuhr verändert die Blutzusammensetzung, die Blutfettwerte und das Cholesterin steigen und in Verbindung mit Stress und einem erhöhten Cortisolwert entstehen schließlich Herz-Kreislauf-Erkrankungen. Die Gefäße verlieren ihre Elastizität und damit die Fähigkeit, sich den unterschiedlichsten körperlichen und seelischen Belastungen anzupassen. Ein hoher Blutdruck ist die Folge, die Gefäßinnenwände werden weiter geschädigt, Durchblutungsstörungen treten auf. Durch die Cholesterin- und Fettablagerungen an den Gefäßwänden – im Volksmund auch „Verkalkung" – entsteht die Gefahr, dass wichtige Organe nicht mehr ausreichend durchblutet werden. Koronare Herzkrankheiten durch verengte Herzkranzgefäße können die Folge sein.

Im Gehirn kommt es durch die Mangeldurchblutung zu den verschiedensten Störungen, Ermüdbarkeit, Merkfähigkeitsstörungen und Konzentrationsschwierigkeiten können daraus resultieren. Im schlimmsten Fall bildet sich ein Gefäßverschluss, Herzinfarkt oder Schlaganfall sind die Folge. Und auch andere Organe, wie die Niere oder das Magen-Darm-System, werden geschädigt, von der Bauchspeicheldrüse her droht die Entstehung einer Zuckerkrankheit, die die Gefäße und Nerven noch weiter schädigt.

Ursachen für Essstörungen, die zu Übergewicht führen, gibt es viele, der Hauptmechanismus für dieses Verhalten ist in der falschen Beruhigung des Disstresses zu suchen. Durch körperliche und psychische Überbeanspruchung entsteht ein Gefühl der Leere, der Unruhe und Nervosität. Man sehnt sich nach einer Beruhigung durch Essen und Trinken. Getränke wie Bier und Wein werden dabei gern zur Entspannung verwendet, koffeinhaltige Getränke und Coca-Cola dienen als Stimulanzien. Das ist ein völlig normaler und legitimer Vorgang. Die Frage ist nur, wie viel und in welcher Zusammensetzung die Speisen und Getränke aufgenommen werden. Zu viel Alkohol, zu viel Zucker, auch in den Getränken, und zu viel ungesunde Fette überfordern den Verdauungs- und Entgiftungsapparat, die Stoffe können nicht mehr auf natürliche Weise abgebaut und verwertet werden, sondern sie bleiben auf eine krank machende Art in der Blutbahn und beginnen dort ihr Zerstörungswerk.

Beispiel
Ein Konditor hat Schwierigkeiten mit seinem Chef. Nach jeder Auseinandersetzung schiebt er sich ein Stück Torte in den Mund, dann geht es ihm wieder besser. Mit starkem Übergewicht kommt er zu mir zur Behandlung.

Es ist ein weit verbreitetes Phänomen, dass durch Essen eine Beruhigung und Selbstbelohnung herbeigeführt wird. Die psychotherapeutische Behandlung hat zum Ziel, Beruhigung und Selbstbelohnung auf einer anderen Ebene zu ermöglichen. Dazu ist eine bessere Abgrenzung notwendig (siehe Kapitel „Mangelnde Abgrenzung"), der Aufbau eines inneren Gartens und eine Verbesserung der Selbstliebe (siehe Kapitel „Selbstliebe und Narzissmustheorie"); etliche Übungen zum Aufbau des Seelenhauses finden Sie im dritten Teil dieses Buches.

Eine andere Ursache der Fettleibigkeit stellt der Suchtmechanismus dar. Das bedeutet, dass Betroffene auf dem Weg des Konsumierens – in diesem Fall von Essen und Trinken – zu einer Lustbefriedigung gelangen, die die anderen Freuden des Lebens in den Schatten rückt und fast zur Gänze verdrängt. Essen und Trinken werden damit zu einem zentralen Ereignis. So wie bei anderen Suchtmechanismen und Suchterkrankungen ist auch hier oft therapeutische Hilfe notwendig. Das Aufgeben der Sucht bewirkt psychische Turbulenzen wie Gereiztheit, Schlafstörungen, körperliches Missempfinden bis hin zu schweren depressiven Verstimmungen. In einem jahrelangen Prozess lässt sich auch dieses Krankheitsbild in den Griff kriegen. Als Betroffener werden Sie ein Lied davon singen können, wie schwer es ist, diese Mechanismen zu verstehen und positiv gegenzusteuern. Meiner Erfahrung nach ist die größte Schwierigkeit die, dass Betroffene und die Allgemeinheit die Adipositas nur in ihrer oberflächlichen Auswirkung sehen, im Hintergrund lauert jedoch ein ganzes Bündel an Ursachen, was eine Veränderung und Bewältigung deutlich erschwert.

Die Anorexie

Der deutsche Ausdruck „Magersucht" verrät schon einiges über dieses Krankheitsbild. Betroffen sind vorwiegend Mädchen und junge Frauen, aber auch Männer können magersüchtig werden. Am Beginn der Entwicklung zur Krankheit steht meist das Schönheitsideal. Eine Figur zu haben wie ein Model aus einer Zeitschrift ist die Maxime. Mit den Kolleginnen zu wetteifern, die letzten Fettpölsterchen noch zu verlieren, sich kritisch immer und immer wieder im Spiegel zu betrachten und sich auf die Waage zu stellen, um dem großen Ziel näher zu kommen, sind typische Verhaltensweisen.

Bei manchen Betroffenen verselbstständigt sich dann der Prozess und wird kaum mehr steuerbar. Ein Suchtmechanismus, der nicht mehr der Vernunft unterworfen oder realitätsbezogen ist, setzt sich in Gang. Selbst wenn die Mädchen und jungen Frauen oder Männer schon extrem untergewichtig sind, fühlen sie sich noch immer zu dick und der Prozess des Abnehmenwollens geht weiter. Sogar lebensbedrohliche Zustände werden nicht mehr realisiert, sondern unterliegen der Eigendynamik der Krankheit. Und die Anorexie kann lebensbedrohlich werden: In Studien, die die Betroffenen in den kritischen Jahren untersuchten, wurde klar, dass 11 bis 18 Prozent an dieser Erkrankung sterben. Es ist also lebensnotwendig, die Situation rechtzeitig zu erkennen und therapeutisch einzugreifen.

Auch in der Prophylaxe sind entsprechende Schritte zu unternehmen, im Sinn einer Aufklärung der Jugendlichen, der Benennung von Zusammenhängen, im Sinn von Bewusstwerdung von

Begegnung, Akzeptanz, Kreativität und Freude über das Sein. Im psychodynamischen Anteil der Magersucht finden sich oft familiäre Spannungen bei den betroffenen Mädchen oder Burschen. Hier ordnet sich die Anorexie in die Familiendynamik ein. Zum Teil aus Protest, zum Teil als Signal, dass sich die Eltern nicht ausreichend oder zumindest in der falschen Form um die Tochter – seltener den Sohn – kümmern, wird die Nahrung verweigert. Die Eltern machen sich die größten Sorgen und versuchen vergeblich alles, um die Nahrungsaufnahme zu gewährleisten und damit die Bedrohung zu bannen. Die Tochter hat ein Machtmittel in der Hand, das sie jedoch nicht als solches sieht, und die Eltern erkennen rasch ihre Ohnmacht. Die Tochter wartet darauf, dass sie „richtig" erkannt wird, dass sich das Gespräch nicht nur um das Essen dreht. Sie will Zuwendung, aber nur so viel, wie sie selber steuern kann. Sie möchte eine langsame Annäherung und keinen Überfall. Hier wird spürbar, wie aggressiv man als Elternteil gegenüber anorektischen Töchtern und Söhnen werden kann. „Man tut ohnehin schon alles für sie und sie sind noch immer unzufrieden, verweigern die Nahrung, sind undankbar. Was soll man denn noch alles machen?" Häufig ist dann Hilfe von außen angezeigt.

Zu einer Entspannung könnte es kommen, wenn die üblichen Gesprächsschleifen hinterfragt werden. Ein Außenstehender – und dann doch ganz vertrauter Therapeut – könnte sehen, was die Bedürfnisse der Tochter oder des Sohnes, der Mutter und des Vaters sind und sich sozusagen als Dolmetscher einschalten. Oft kann erst dann die gegenseitige Liebe erfüllt werden und man muss nicht bei der relativ „oberflächlichen" Essensthematik stehen bleiben, die alle schon ganz rasend macht, nur jeden der Beteiligten in einer anderen Form.

Die Anorexie kann auch als Botschaft verstanden werden, die von der Umwelt erst entschlüsselt werden muss. So wie bei der Bulimie kann ein grenzüberschreitendes Handeln, auch im Sinne eines Missbrauchs, als Auslöser dafür in Frage kommen. Die Aufgabe einer verständnisvollen Umwelt besteht darin, die Nöte zu erkennen. Hier ist Einfühlungsvermögen gefragt. Denn ein engagiertes Einmischen würde von der/dem Betroffenen nur als neuerliche Bedrohung und eventuell sogar als Retraumatisierung empfunden werden. Hilfestellungen so anzubieten, dass sie auch angenommen werden können, ist die notwendige Vorgehensweise.

Fasten weist auch eine philosophische und religiöse Dimension auf. Siddhartha wurde erst durch das intensive Fasten so geläutert und rein, dass er göttlich werden konnte. Ähnliche reinigende Aspekte vermittelt uns die Bibel. Im Gespräch mit den Betroffenen ist es notwendig, auch diesen Aspekt kennenzulernen. Mahatma Gandhi ist ein Beispiel, er hat durch sein Hungern viel für sein Volk erreicht. Man muss den „Sinn" des Hungerns auch von dieser Seite aus betrachten, erst in der prinzipiellen Akzeptanz der Position des anderen können ein Gespräch, ein Austausch und eine gegenseitige Annäherung erfolgen. Dazu gehört natürlich auch, dass die Erkrankten die unter Umständen gegebene Lebensgefahr erkennen können und bereit sind, ein gewisses Maß an Körpergewicht zu akzeptieren. In der Therapie geht es also auch um eine Vernetzung von im weitesten Sinn transzendental religiösen, ethischen und hohen Werten mit irdischer Liebe, Fürsorglichkeit und Begegnungsfreude.

Außerdem hat Hungern und Schlanksein oft noch eine zusätzliche Bedeutung. Es übertüncht, so wie auch andere Suchtkrankheiten, das zugrunde liegende Problem der Abhängigkeit und wird als „höherwertige" Befriedigung eingesetzt. Die Leistung des Fastens und das Erreichen des Gewollten, des Dünnseins, überwiegt bei Weitem das andere lebensnotwendige Grundmuster: das der Fähigkeit, für sich selbst sorgen zu können. Das prägt oft das Beziehungsmuster der Magersüchtigen zu den Eltern. Die Sorge und Verantwortung für sich selbst wird an die Eltern abgegeben. Es entsteht ein Kommunikationsmuster, das aus der Dynamik heraus verständlich wird. Die Eltern machen sich die größten Sorgen um die Tochter oder den Sohn, während diese uneinsichtig sind und keine Sorgen um sich selbst haben. Damit entsteht in der Anorexie, ähnlich wie bei der Alkoholsucht, ein koabhängiges Verhalten. Den Eltern geht es schlecht, sie leiden, sie können nicht mehr schlafen, sie machen sich selbst Vorwürfe, Schuldgefühle plagen sie und die Frage „Was haben wir falsch gemacht?". Die Tochter oder der Sohn wird mit allen möglichen Tricks dazu gebracht, doch noch etwas zu essen, zuzunehmen und diese „wahnsinnige Grundeinstellung" zu verändern.

Auch hier ist Hilfe von außen angezeigt. Es gilt zu erfassen, was die Bedürfnisse der einzelnen Beteiligten sind. Es ist möglich, miteinander ins Gespräch zu kommen und die Ursachen zu erkennen und zu verstehen. Das Wesentliche ist ein langsames Lernen und über die Psychotherapie zum eigenen Selbst zu finden, zum „wahren Selbst", wie es Donald W. Winnicott genannt hat. Es geht darum, zu lernen, für sich selbst zu sorgen, auf sich selbst zu achten, aus der Abhängigkeit oder Gegenabhängigkeit aussteigen zu können und so in der richtigen Form begegnungsfähig zu sein und für den anderen zu sorgen. Eine Gruppentherapie ist hier oft sinnvoll.

Die Bulimie

Auch hier verrät der deutsche Name „Ess-Brech-Sucht" die wesentlichen Charakteristika. Die Betroffenen essen suchtartig oft Unmengen an Speisen, erlangen kurzzeitig Befriedigung, werden dann von Schuldgefühlen, Selbstvorwürfen und Selbsterniedrigungen gepeinigt und erbrechen dann wieder das Verzehrte. Die Erkrankten beschreiben eine innere Leere, ein Unglück, eine Sehnsucht, ein Loch, und diese Gefühle werden durch das Übermaß an Essen „gestopft". Es entstehen richtige Rituale, die beim Einkaufen beginnen, bei dem schon mit der Essattacke gerechnet wird beziehungsweise diese bereits eingeplant ist. Menschen mit Ess-Brech-Sucht können normalgewichtig oder auch anorektisch sein.

Und wieder ist die psychotherapeutische Bearbeitung des zugrunde liegenden Themas notwendig. Die Frage nach der Ursache der Defizitsymptome muss geklärt werden. Wodurch kommt es zu diesem Loch, dieser Leere, diesem Unglück und zu dieser Sehnsucht? Oft sehen wir traumatische Erfahrungen in der Gegenwart, aber auch in der Vergangenheit und die Bulimie als stillen Hilfeschrei, als Ausdruck, dass etwas Unsagbares passiert ist. Hier sind Angehörige, Schulen und Vertrauenslehrer dazu aufgerufen, aufmerksam zu sein und Hilfe anzubieten.

In der Psychotherapie ist die Grenzverletzung das zentrale Thema, das bearbeitet werden muss. Es liegt in der Natur dieses Themas, dass den Betroffenen nicht klar ist, wie sie das Erlebte bewerten sollen, wer Schuld hat, wer Täter ist, wie mit diesem umgegangen werden muss. Sie drücken „nur" durch die Essstörung aus, dass etwas nicht in Ordnung ist. Psychotherapeutisch ist zu beachten, auf welcher Ebene das Problem gelöst werden kann. Auch bei der Ess-Brech-Sucht lässt sich meist eine krank machende Vermischung zwischen äußerer Bühne und innerer Bühne feststellen. Die Betroffenen geben ihrer Umgebung die Verantwortung für die Erkrankung, die meist auch den Auslöser darstellt. Die Lösung muss jedoch auf der inneren Bühne gesucht werden. Wie viel eigenen Schutz, Zuwendung, Liebe, Geborgenheit kann ich mir selbst geben (siehe Kapitel „Das Seelenhaus")?

Auch eine Übung aus der Psychodramatherapie, in der man den Dialog mit dem Organ oder einen Rollenwechsel mit dem Magen durchführt, bringt eine interessante Betrachtung der Abläufe. Aus der Sicht des Magens ist es nämlich gar nicht lustig, so viel in sich hineingestopft zu bekommen und alles wieder erbrechen zu müssen. Ein fürsorglicher Umgang mit dem Magen ist für die Betroffenen oft leichter zu verstehen und zu akzeptieren, als für sich selbst sorgen zu müssen.

Die Ess-Brech-Sucht hat auch einen aggressiven Anteil. In der Psychotherapie ist es von großer Bedeutung, zu erkennen, gegen wen sich die Aggression auf der äußeren Bühne richtet, um das eigene innere System entlasten zu können. In der Person des Psychotherapeuten finden die Betroffenen einen Vertrauten, mit dem auch Themen zur Sprache kommen können, die bis dahin unsagbar waren und dadurch vermehrtes Leid verursacht haben.

Erkrankungen der Haut

Die Haut ist ein Organ, das in weit höherem Maß psychosomatisch orientiert ist, als allgemein angenommen wird. In der neueren Literatur findet man immer weniger über diesen wesentlichen Aspekt. Dabei steht außer Zweifel, dass der Zustand der Haut auch ein sichtbares Zeichen für das Wohlbefinden ist, sie stellt ein Kommunikationsmedium ersten Ranges dar. An der Haut kann man Entspannung und Wohlbefinden ablesen, aber auch Wut und Ärger, Aufregung und Scham. Das Mädchen zum Beispiel, das hold errötet, wenn sich die Blicke mit ihrem Auserwählten treffen. Denken Sie auch an den Politiker, der, wenn er in einer Fernsehdiskussion in die Enge gerät, rote Flecken im Gesicht bekommt und Schweißperlen auf der Stirn. Und denken Sie auch daran, wie weich, zart und einladend eine Haut sein kann und wie kalt andererseits, spröde und abweisend.

Der Volksmund kennt viele Redewendungen, die die Verbindung zwischen Seele und Körper beschreiben. Der wichtigste Satz ist gleichzeitig das Ziel in der Behandlung: „sich in seiner Haut wohl fühlen!" Viele Beispiele in diesem Buch sind auf dieses Ziel ausgerichtet. Aber auch andere Redewendungen wie „etwas geht unter die Haut", „es treibt einem die Schamesröte ins Gesicht", „eine dicke oder dünne Haut oder ein dickes oder dünnes Fell haben", „etwas juckt mich (nicht)" drücken diese direkte Verbindung aus. Umso unverständlicher ist es, dass die Psychosomatik in diesem Bereich eine so geringe Beachtung findet. Menschen, die an Hauterkrankungen leiden, bestätigen unisono, dass der Verlauf der Erkrankung stark mit dem Ausmaß an psychischer Belastung zusammenhängt. In Zeiten von Konflikten, Spannungen, finanziellen Sorgen oder beruflichem Druck verschlechtert sich auch das Krankheitsbild, eine Wiederaufnahme oder Verstärkung der medikamentösen Behandlung wird notwendig.

Dieser Aspekt der Verknüpfung mit der seelischen Belastung kommt meiner Meinung nach in der Diskussion viel zu kurz. Daher ist in der Psychosomatik ein Dialog mit dem betroffenen Organ zu fordern. Folgende Fragen stellen sich dabei: „Was brauchst du? Was kann ich für dich tun? Was überfordert dich? Wovor soll ich dich schützen? Wie kann ich dich besser versorgen? Wie kann ich mich besser abgrenzen?" In diesen Fragen steckt schon eine Menge an Themen, die für die Haut entscheidend sind. Denn die Haut ist nicht nur Kommunikations- und Ausdrucksorgan, sondern auch Abgrenzungs- und Schutzorgan.

Die Grenze von innen nach außen ist für viele Menschen mit Hautproblemen ein großes Thema. Wie kann ich mich besser abgrenzen, ohne unglücklich und einsam zu sein? Ohne mir selbst Vorwürfe machen zu müssen, ein Egoist zu sein, ohne defizitär zu werden und ohne Sehnsucht nach der Versorgung durch andere zu bekommen? Hier sehen Sie, wie komplex diese Themen ineinanderwirken. Besonders erwähnenswert ist auch die Bedeutung der Haut in der Sexualität. Es ist die Krönung der Psychosomatik, wenn das Wohlfühlen in sich, in seiner Haut, mit seiner Seele und seinen Organen so weit harmonisch fortgeschritten ist, dass eine lustvolle sexuelle Begegnung und Liebe möglich wird.

Und nun zur Hautentwicklung. Sehr vereinfacht gibt es drei mögliche Fehler, die gemacht werden können:

1.) Ein Zuwenig an Berührung, Streicheln, Zuwendung, Aufmerksamkeit, Schutz und Liebe.

2.) Ein Zuviel an Aufmerksamkeit, Schutz und Liebe etc. im Sinne einer Grenzüberschreitung oder einer unerträglichen Kontrolle und Angst.

3.) Ein falscher Umgang mit der Aggression.

Am besten ist das Geschehen nachvollziehbar, wenn wir uns noch einmal die De- und Resomatisierungstheorie von Max Schur überlegen. Im Laufe seiner Entwicklung sollte der Mensch ausreichend mit Aufmerksamkeit, Zuwendung, Liebe, Verständnis, Schutz und Geborgenheit ausgestattet werden. All diese Themen haben einen passiven Anteil, und der lautet: Aufmerksamkeit, Schutz und Liebe bekommen; aber auch einen aktiven Anteil wie die Fähigkeit, sich selbst Schutz zu geben, für sich selbst aufmerksam zu sein und für sich selbst Liebe zu empfinden (siehe Kapitel „Wie entstehen psychosomatische Erkrankungen?").

In der Entwicklung des Menschen ist es also nicht nur notwendig, das entsprechende Organsystem mit Zuwendung zu besetzen, sondern es ist auch erforderlich, den Prozess des Selbermachens zu fördern, eine Tendenz, die jedes Kind in sich trägt. Es ist natürlich mit einem gerüttelt Maß an Toleranz verbunden, die Kinder darin zu unterstützen. Selbst zu essen heißt freilich auch, sich selbst anzukleckern. Selbst zu trinken bedeutet selbstverständlich auch, sich selbst anzuschütten, beim Laufen und Radfahren kann man stürzen und so fort. Genauso schwierig, aber genauso notwendig ist, sich selbst zu mögen, im übertragenen Sinn sich selbst zu streicheln, sich selbst liebenswert und zum Gestreicheltwerden geeignet zu finden und sich in seiner Haut wohl zu fühlen.

Ein Mensch, der Schwierigkeiten hat, sich selbst zu mögen, sich selbst zu verstehen, aber auch, sich selbst zu verteidigen, abzugrenzen und im eigenen Interesse in positiver Weise aggressiv zu sein, wird, wenn die Haut sein Signalorgan ist, zum Beispiel bei Konflikten mit dem Chef, den Mitarbeitern oder der Schwiegermutter diese Überforderung über seine Haut signalisieren. Und genau bei dieser Überforderung sollte man nicht nur die organische Schiene sehen, sondern auch die Psychosomatik mit einbeziehen.

Neurodermitis oder atopische Dermatitis

Da oft schon Kinder von dieser Erkrankung betroffen sind, stellt sich für die Eltern sofort die bange Frage: „Was haben wir falsch gemacht, sind wir schuld an der Erkrankung unseres Kindes?"

Dabei geht es mit Sicherheit nicht um Schuld. Das Gefühl, schuld zu sein, bewirkt automatisch eine Gegenwehr. Und auch die augenscheinlichen Symptome dieser Erkrankung, das ständige Jucken und Kratzen belastet die Eltern-Kind-Beziehung. Eine Verhaltens- und Beziehungsanalyse und ein Verstehen, was sich zwischen Eltern und Kind und auch zwischen den Elternteilen untereinander abspielt, wäre eine sinnvolle Erweiterung der Therapie.

Das Geheimnis liegt allerdings jenseits der Symptome der Neurodermitis. Es geht um ein gemeinsames Analysieren und Verstehenlernen und nicht um ein Kontrollieren und Fehlersuchen vonseiten des Therapeuten. Es geht darum, die Themen benennen zu können, gemeinsam Veränderungsmöglichkeiten zu erkennen und Wege zu finden, aus dem Patt herauszukommen.

Die Urmechanismen hinter dieser Erkrankung sind durch ein Verstärken der positiven Gegenthemen oft gar nicht so schwer zu verändern. Die Ängste der Eltern bestehen unter anderem darin, dass sich das Kind verletzen könnte, dass seine Entwicklung nicht in der korrekten Weise vorangeht oder Sauberkeit und Reinlichkeit nicht den richtigen Stellenwert einnehmen. Durch Rückmeldung, durch den Therapeuten oder im gemeinsamen Betrachten und Analysieren einer Videoaufzeichnung von Gesprächen oder Spielsituationen können wertvolle Erkenntnisse gewonnen werden. Das Ziel besteht darin: Jeder soll sich in seiner Haut wohl fühlen. Schulungsmaßnahmen betreffen vorwiegend die Beeinflussung des Juckempfindens und die Kratzkontrolle. Das Immunsystem ist über Homöopathie gut beeinflussbar, die Symptome können sich so bessern oder sogar verschwinden.

Die Psoriasis

Bei der Schuppenflechte kommt es vor allem an den Ellbogen und an den Streckseiten der Extremitäten zu einer schuppigen Verdickung der Haut. Aber es können auch andere Hautareale betroffen sein und Belastungen zu einer Verschlimmerung führen. Natürlich besitzt die herkömmliche Schulmedizin, genauso wie bei der Neurodermitis, vor allem in der Akutbehandlung einen großen Stellenwert. Alternative Heilmethoden wie die Homöopathie haben bei diesen Krankheitsbildern ihren fixen Platz im Behandlungskonzept, aber auch die psychodynamischen Faktoren sollten nicht außer Acht gelassen werden. Besonders Stressbewältigungskonzepte, Entspannungsverfahren und das Durchforsten der in diesem Buch aufgelisteten Übungen auf ihre Brauchbarkeit zur besseren Abgrenzung können einen Schritt weiter führen. Ernährung und Alkoholkarenz sind ebenfalls wichtige Faktoren.

Akne vulgaris

Die Akne tritt vorwiegend bei Jugendlichen in der Pubertät auf und kann für die betroffenen Mädchen und Burschen einen großen Belastungsfaktor darstellen. Die Haut als Visitenkarte nach außen zeigt sich von ihrer widerspenstigen Seite. Sie tut nicht das, was der Hautträger sich wünscht, sie zeigt rote Flecken, Hautunreinheiten, Pusteln und eitrige Veränderungen. Die Akne bricht in einer Phase starker hormoneller Umstellungen aus, einer Zeit, in der auch psychodynamisch vieles im Umbruch ist. Die Loslösung von den Eltern, Versuche, das eigene Profil zu finden, das Lebenskonzept der Eltern in Frage zu stellen, die Unsicherheit hinsichtlich der eigenen Position, das alles ergibt Spannungen und Stauungsprozesse, die sich auch in der Haut manifestieren können. Die Haut als Kriegsschauplatz der Gefühle, der Konflikte, Auseinandersetzungen und auch der Nöte.

Hier kann die Psychotherapie neben der erwähnten medizinischen Hilfe von Nutzen sein. Gemeinsam mit einem neutralen Gesprächspartner die Themen benennen, Nöte aussprechen, Druck ablassen und Sorgen deponieren zu können, bringt Erleichterung. Auch das Wissen, nicht allein zu sein mit seinen Schwierigkeiten, die praktisch jeder Jugendliche durchmachen und lösen muss, wirkt entlastend. Die Unsicherheit in der Sexualität, das Suchen, worum es in Beziehungen eigentlich geht, können weitere Schwerpunkte sein.

In der Pubertät wiederholen sich alle Themen der Kindheit extrem rasch von Neuem. Die Fragen „Wer bin ich eigentlich? Bin ich eine Kopie meiner Eltern oder bin ich grundsätzlich ein eigenständiges und neues unverwechselbares Wesen? Kann ich mich selbst erleben und genießen? Wie verhalte ich mich bei Berührungen?" nimmt die Haut auf und verarbeitet sie, so wie sie am Anfang ihrer Entwicklung „beseelt" worden ist. Nachdem jahrelang das Berühren, das Kuscheln kein Thema war, steht es nun wieder im Mittelpunkt. Die Berührung des anderen, die Umarmung, das Tanzen, das Küssen, die Zärtlichkeiten, die Liebesspiele und der Geschlechtsverkehr rücken in einer Zeit wieder in den Mittelpunkt, in der es auch um ganz andere zentrale Lebensfragen geht. Die Fragen der Berufswahl, des Schulabschlusses, des Auf-dem-Prüfstein-der-Leistungsgesellschaft-Stehens – alle diese Themen müssen bearbeitet und eine einigermaßen befriedigende Lösung muss gefunden werden.

Bei der Akne ist ein typischer Wechselmechanismus festzustellen. Psychische Turbulenzen sind an der Ausbildung körperlicher Symptome beteiligt, die wiederum eine psychische Belastung darstellen.

Herz-Kreislauf-Erkrankungen

Störungen des Herz-Kreislauf-Systems gehören zu den häufigsten Erkrankungen des Menschen. Umso wichtiger ist es daher, sich die wechselseitige Beeinflussung von Körper und Psyche in Bezug auf dieses Organsystem zu überlegen. Herz und Seele sind untrennbar miteinander verbunden. „Sich etwas zu Herzen nehmen", „das Herz rutscht einem in die Hose", „das Herz bleibt vor

Schreck stehen", „etwas liegt mir am Herzen" – in diesen Formulierungen wird die Verbindung deutlich.

In der Schulmedizin erfolgt nur langsam ein Umdenken. Jeder, der sich mit Herz-Kreislauf-Erkrankungen befasst, sollte vor Augen haben, dass diese von mehreren Faktoren beeinflusst werden. Es gibt ganz klar einen genetischen Faktor, noch mehr Gewicht aber haben äußere Einflüsse und der Lebensstil. Allgemein bekannt wird zunehmend die Erkenntnis, dass Bewegung ein wesentlicher Gesundheitsfaktor ist, besonders Ausdauersportarten werden empfohlen. Auch in der Ernährung erleben wir eine Flut von Informationen: fettarme Ernährung, keine Margarine, Transfette, gehärteten Fette, möglichst kein weißer Zucker, viel Gemüse, Obst, Fisch und wenn Fleisch, dann Geflügel.

In der Psychosomatik sprechen wir nach dem großen Psychoonkologen LeShan vom Gärtnerprinzip. Das bedeutet, dass jeder Mensch die Aufgabe hat, sich selbst wie eine Pflanze zu hegen und zu pflegen, und darauf zu achten hat, dass die Bedingungen stimmen, dass das Wachstum gewährleistet ist und das Gedeihen und Blühen möglich wird. Bei Patienten mit Erkrankungen des Herzens kommt dieses Gärtnerprinzip aber oft zu kurz. Dass der psychische Teil wesentlich zur Entstehung von Herz-Kreislauf-Erkrankungen beiträgt, ist eigentlich unbestritten. Wir sprechen von Disstress, von Konflikten am Arbeitsplatz, in der Familie, von Überforderungssituationen. Scheidungen, Kränkungen und finanzielle Ausweglosigkeit sind wichtige Belastungsfaktoren.

In der Psychotherapie ist es wichtig, gemeinsam mit dem Therapeuten einen Ausweg aus diesem Dilemma zu finden. Dazu gehören ein besseres Verständnis der Konfliktsituation, eine Variantenanalyse, um die bestmögliche Lösung zu wählen, die Planung einer Finanz- oder Schuldnerberatung und eine Stärkung der eigenen Autonomie und des eigenen Problemlösungsvermögens. Wir sehen immer wieder eine depressive Entwicklung im Vorfeld von Herzinfarkten, die dringend psychotherapeutisch und medikamentös behandelt werden müsste. Wer nicht gleich eine Psychotherapie machen möchte, kann mit einem Entspannungstraining oder mit Bio-Feedback einen guten Einstieg finden. In weiterer Folge wird auch, wie bereits erwähnt, das Einbeziehen einer transzendentalen Dimension zunehmend wichtiger. Gerade bei Herzinfarktpatienten, aber auch bei anderen schwer Erkrankten, wirkt eine Erweiterung des Denkens und Fühlens in diesem Bereich erleichternd und angstlösend. Die Fragen lauten: Woher kommen wir? Wohin gehen wir? Was ist eigentlich der Sinn meiner Existenz? Gibt es einen größeren gemeinsamen Sinn?

Bei der Beschäftigung mit diesen Fragen habe ich häufig von Patienten gehört, dass sie die Krankheit als Krise und als Chance wahrgenommen haben, dass sie direkt dankbar waren für die Unterbrechung ihres falschen Dahinlaufens, und dass sie froh waren, ihr Leben noch einmal grundsätzlich überdenken zu können. So bringt eine Erkrankung, die man zuerst als Bedrohung und Schrecken erlebt hat, oft auch Erweiterung, Reifung und Gewinn.

Somatoforme Störungen des Herzens

Darunter verstehen wir Erkrankungen, die zu einer veränderten Herzaktion führen, ohne dass, auch bei genauer körperlicher Durchuntersuchung, eine organische Erkrankung festgestellt werden kann. Dazu gehören Herzrasen, Herzstolpern, Schmerzen und Druck in der Herzgegend.

Beispiel
Herr E. ist Geschäftsführer eines großen Betriebes mit mehreren Filialen. Seit vielen Jahren leitet er die Geschicke des Unternehmens, das schon gute und weniger gute Zeiten durchgemacht hat. Herr E. hat aufgrund schlechter Konjunktur Mitarbeiter entlassen müssen. Diese Maßnahmen hätten auch ihn selbst immer sehr belastet. Herr E. ist verheiratet, hat zwei Kinder und keine finanziellen Sorgen. Er arbeitet besonders viel und erzählt stolz, dass er

sechs Jahre lang keinen Urlaub mehr gemacht habe. Die Arbeits-
belastung sei sehr groß gewesen, er hätte das aber nie so empfun-
den. Freunde hätten ihm immer wieder gesagt, wenn er so weiter-
mache, würde er nicht alt werden. Die Arbeit habe ihn jedoch
eher euphorisiert. Zur Wende sei es gekommen, als seine Frau
krank geworden sei. Er habe auch das gut gemanagt, mehr Zeit
für die Familie abgezweigt und er sei mit seiner Frau zu den not-
wendigen Untersuchungen gefahren.
Eines Tages habe er einen Druck auf der Brust, Angst, Herzrasen
und Schmerzen von der linken Brustseite in den linken Arm aus-
strahlend verspürt. Er habe große Angst gehabt, einen Herzinfarkt
erlitten zu haben. Bei der Untersuchung zeigte sich, dass organisch
alles in Ordnung war. Dieser „Anfall" habe sich in den folgenden
Wochen ein paar Mal wiederholt, schließlich habe er sich ent-
schlossen, eine genaue Untersuchung im Rahmen eines statio-
nären Aufenthalts durchführen zu lassen, bei der ebenfalls keine
organischen Ursachen für seine Beschwerden gefunden werden
konnten. Da Herr E. in den letzten Wochen auch deutliche Schlaf-
störungen hatte und besonders nachts unter Angstzuständen litt,
verschrieb ich ihm ein beruhigendes schlafförderndes Antidepres-
sivum. Außerdem wollte er noch seinen Lebensstil etwas ändern
und sich mehr Zeit für seine Frau und seine Familie nehmen.
Ein Jahr später kam Herr E. mit ähnlichen, aber schwächer aus-
geprägten Beschwerden zu einem ambulanten Gespräch. Den
Lebensstil hatte er nur geringfügig verändert, er sah jedoch ein,
dass er allein nicht in der Lage war, eine Veränderung herbeizu-
führen und entschloss sich zu einer Psychotherapie, um die
Hintergründe seines Handelns verstehen zu lernen.

Die Auswirkungen somatoformer Störungen des Herz-Kreislauf-
Systems (nach Uexküll) können aber noch weitaus komplexer
sein: Die Folgen sind Herzklopfen, Extrasystolen, die als Herzstolpern empfunden werden, Herzjagen, Schmerzen wie ein
Drücken und Stechen in der Brust mit einem Ausstrahlen in den

linken Arm, was an einen Herzinfarkt denken lässt. Als allgemeine Beschwerden gesellen sich Abgeschlagenheit, Schwarzwerden vor den Augen, Müdigkeit und Erschöpfung hinzu, also Beschwerden, die auch bei einem niedrigen Blutdruck auftreten. Schließlich kann es noch zu Atemnot und vegetativen Beschwerden wie Schlaflosigkeit, Parästhesien, Zittern, nervösem Kältegefühl, Schwindel, Schwitzen und Kopfschmerzen kommen. Psychisch leiden die Betroffenen unter Reizbarkeit, Angst, innerer Unruhe und einer niedergedrückten Stimmung. Im Vordergrund der Symptomatik steht die Angst, die auf das Organ „Herz" bezogen ist. Schonecke und Herrmann beschreiben, dass die fast immer vorhandene und oft sehr ausgeprägte Depressivität ein weiteres ganz wesentliches Merkmal ist. Die Depressivität zeigt sich meist in einem verminderten Antrieb. Außerdem grübeln diese Patienten häufig, und zwar meist über ihr körperliches Befinden und die sich daraus ergebenden Konsequenzen.

Für den Psychiater ist damit die Notwendigkeit zu einer medikamentösen antidepressiven Behandlung gegeben. Die Kunst besteht darin, die Patienten davon zu überzeugen, dass sie organisch gesund sind und die Einstellung auf ein Antidepressivum nichts mit einer von ihnen fantasierten schrecklichen psychiatrischen Krankheit im Sinne einer Geisteskrankheit zu tun hat. Nicht nur einmal hörte ich, was eine Patientin auf den Punkt gebracht hat: „Ich weiß nicht, warum ich mich so lange mit dem Zustand gequält habe. Immer habe ich gedacht, ich müsste da selbst wieder herauskommen. Nach der Einnahme von einem Serotonin-Wiederaufnahmehemmer ist es mir sehr rasch besser gegangen und ich habe fast die alte Lebensqualität wiedergefunden."

Das ist die eine Seite, die medikamentöse Hilfestellung. Auf der anderen Seite dürfen wir die psychodynamischen Hintergründe nie außer Acht lassen. Tatsache ist, dass hier meist ein massives Missverhältnis zwischen Leistungserbringung und Erholung, zwischen „Geben" und „Nehmen" besteht. Schwarz hat auf die ausgeprägte Leistungsorientiertheit hingewiesen, die sich bei 70 Prozent der untersuchten Patienten mit einem funktionellen Herzsyndrom fand.

Funktionelle Störungen des Herz-Kreislauf-Systems sind typische Zivilisationserkrankungen, wobei Frauen davon häufiger betroffen sind als Männer. Eine Studie (Richter und Beckmann) hat als unmittelbar auslösende Bedingungen für funktionelle Herz-Kreislauf-Beschwerden Konfrontationen mit einem Unfall, einer Krankheit oder Todesfällen in der Umgebung, die oft herzbedingt sind, sowie beunruhigende Beobachtungen am eigenen Körper, induzierende ärztliche Diagnosevermutungen und psychische Konflikte festgestellt. An diesen auslösenden Bedingungen ist noch einmal die spezielle Aufgabe der Psychotherapie abzulesen. Wenn es um die Reaktion auf einen Unfall, auf Krankheit und Todesfälle geht, so könnte man im weitesten Sinn von einer posttraumatischen Belastungsstörung sprechen, die psychotherapeutisch aufgedeckt und bearbeitet werden muss. Psychische Konflikte müssen wahrgenommen und in Zusammenhang mit den vegetativen Reaktionen gebracht werden, um behoben werden zu können.

Beispiel

Frau H. leidet seit Jahren unter sich ständig wiederholenden Anfällen von Herzrasen. Trotz internistischer medikamentöser Therapie sind die Symptome nicht in den Griff zu bekommen. Die Anfälle treten vorwiegend nachts auf, aber auch tagsüber. Frau H. ist mit den Nerven völlig fertig, lebt unter ständiger Angst, dass diese Attacken von Herzrasen wiederkehren könnten. Stimmungsmäßig ist sie deutlich gedrückt. Sie leidet unter Durchschlafstörungen.

Zur Lebensgeschichte gibt Frau H. an, dass sie von ihren Eltern sehr streng erzogen worden sei, sie habe immer funktionieren, „perfekt" sein müssen, aber nie Anerkennung erfahren. Sie habe Bürokauffrau gelernt und einen Mann kennengelernt, der einen technischen Betrieb leite. Dieser habe ein kleines Haus geerbt, das sie recht geliebt habe. Es sei überschaubar, heimelig, wie eine kleine Höhle gewesen. Sie habe es sehr liebevoll gestaltet und zwei Kindern, die sie sehr liebe, das Leben geschenkt. Als das Haus zunehmend renovierungsbedürftig geworden sei, habe sich ihr Mann entschlossen, das Haus niederreißen zu lassen und neu zu bauen. Dies sei ein schmerzlicher Verlust für sie gewesen, da sie sich in dem Neubau nie hätte wohl fühlen können. Sie habe auch nie gelernt, ihren Willen zu artikulieren, habe zwar schon immer beteuert, wie sehr sie an dem Haus hänge und wie sehr sie sich darin wohl fühle, aber schließlich den Argumenten ihres Mannes nachgegeben, der gemeint habe, es würde sich finanziell nicht lohnen, das alte Haus zu erhalten und immer wieder zu erneuern. Frau H. erzählt, dass sie größte Sehnsucht nach jemandem habe, der sie versteht, in den Arm nimmt und ihre Ängste zum Verschwinden bringen könnte. Im weiteren therapeutischen Gespräch kamen wir überein, dass dies (zumindest derzeit) nicht ihr Mann sein könne, und natürlich auch nicht die Kinder. Die Frage war also, woher sie diese Geborgenheit, dieses Verständnis und diesen Schutz beziehen könne. Vier Übungen waren entscheidend: Kuschelübung, die Übung mit dem Kissen, die Neubeelterung sowie Aufbau oder Stärkung des eigenen inneren Trösters.

Der Bluthochdruck

Wenn wir von Hypertonie sprechen, befinden wir uns mitten in der Psychosomatik, denn der Bluthochdruck wird durch ein enges Geflecht verschiedener Faktoren ausgelöst, und da wieder ist es zuallererst der Disstress, der sich nicht mehr auf gesunde Art bewältigen lässt, auf den wir achten müssen. Um den Disstress zu „bekämpfen", kennen wir eine Fülle von „Tricks", die den Stress vordergründig lindern.

Ein Trick und Krankmacher Nummer eins ist das Rauchen, Nikotin und Teer vergiften und schädigen die Gefäße und Nerven. Auch das übermäßige „gute" Essen wirkt vordergründig entspannend. Im Hintergrund entsteht ein Überschuss an Fetten, die nicht verbraucht werden können und zur „Verkalkung" und Verengung der Gefäße beitragen. Eng damit verknüpft ist der Alkoholkonsum. Alkohol beruhigt, lindert Ängste, befreit vom Druck, hebt die Stimmung und ist ebenfalls vordergründig „ideal" zur Bekämpfung des Disstress-Gefühls. Wird Alkohol, meist als Bier, Wein oder Schnaps, regelmäßig getrunken, ist nicht nur die Leber belastet, sondern es erhöhen sich auch die Blutfette.

Außerdem bewirken alle diese „Antistressoren", dass die natürlichen Warnsignale des Körpers unterdrückt oder übertüncht werden, von der Gesundheit ist man ohnehin weit entfernt. An den Raucherhusten hat man sich schon gewöhnt, die verschiedensten Beschwerden im Körper werden normal und die Gewichtszunahme setzt den Teufelskreis weiter fort, denn Bewegung, die für den Kalorien- und Fettabbau sowie für ein gesundes Training des Herz-Kreislauf-Systems nötig wäre, macht immer weniger Freude. Auf der anderen Seite gibt es auch eine Form des Bluthochdrucks, die genetisch bedingt ist. Aber oft ist es eine Kombination sämtlicher Faktoren, sodass eine Wahrnehmung der Lebensstressoren und des Umgangs mit ihnen auf alle Fälle eine Bereicherung darstellt.

Lebensstressoren und entspannende Faktoren sollen sich im täglichen Leben die Waage halten. Ein schönes Bild, das dieses Gleichgewicht veranschaulichen soll, ist das der Stresswaage. Auf der einen Seite liegen alle belastenden Erlebnisse, Gefühle, Beziehungen, und in der anderen Waagschale müssen mindestens so viele positive Erlebnisse und Gefühle liegen, um Gleichgewicht und damit auch Entspannung zu erreichen. Die Stresswaage (nach Siegrist) ist ein Bild, das allgemein verständlich etwas abbildet, das wir unbewusst tagtäglich tun. Wir bilanzieren, wir wägen ab und horchen in uns hinein, wie viel Belastendes, Unangenehmes, Stressreiches wir im Laufe eines Tages erlebt haben, und wie viel Angenehmes, Entspannendes, Erfreuliches wir dem gegenüberstellen müssen, um wieder ins Gleichgewicht zu kommen. Wir benötigen also Ruhe und Entspannung, müssen abschalten können, mit der Familie oder mit Freunden zusammen sein, verlangen nach Musik und Abwechslung, Bewegung und Sport, nach (gesundem) Essen und Trinken, brauchen einen Film und vieles mehr, um die Stresswaage wieder ins Gleichgewicht zu bringen. Normalerweise machen wir das unbewusst.

Mein Vorschlag lautet nun, diesen unbewussten Mechanismus bewusst einzusetzen. Nehmen Sie sich Zeit, um schriftlich festzuhalten, wie viele Dinge pro Tag Sie ärgern und Sie somit belasten und welche Dinge Ihnen Freude bereiten und Sie damit entlasten. Ich habe diese Übung in vielen Seminaren mit den Teilnehmern durchgeführt und möchte Ihnen – vielleicht zu Ihrer eigenen Entlastung – die Ergebnisse mitteilen. Interessanterweise steht bei Überbeanspruchung vorerst der Wunsch nach Rückzug, nach Alleinsein, nach Entspannung, Natur, nach einem Bad, nach Musik im Vordergrund und erst in zweiter Linie, also wenn man schon ein gewisses Maß an positiver Energie erreicht hat, das Zusammensein mit anderen, Abwechslung, Aktivität, Bewegung, Sport, der intime Austausch im Vordergrund.

Diese Übung ist mir insofern von Wichtigkeit, da sie beleuchtet, dass mit positiver und negativer Energie ähnlich wie mit Geld umgegangen werden muss. Auch in finanziellen Angelegenheiten kommen wir nicht umhin, eine Einnahmen-Ausgaben-Rechnung zu machen, um uns vor Überschuldung zu schützen. So logisch diese Vorgehensweise in finanziellen Dingen ist, so wenig bewusst ist uns, dass wir mit der psychischen Energie ganz ähnlich verfahren müssen.

Koronare Herzkrankheiten

Bei den Koronaren Herzkrankheiten, die häufig in Zusammenhang mit einem hohen Blutdruck stehen, kommt es zu einer Verengung der Herzkranzgefäße. Typische Beschwerden sind ein Druckgefühl in der Brust, Schmerzen und Kurzatmigkeit. Durch die Verengung der Gefäße vermindert sich die Durchblutung des

Herzmuskels. Psychische Ursachen der Koronaren Herzkrankheit sind Depressivität und Angst, soziale Isolation und chronische Belastungen im Arbeitsleben.

Dazu liegen mehrere Studien vor: 1250 Patienten mit Erkrankungen der Herzkranzgefäße wurden mehr als 20 Jahre untersucht (Barefoot und Mitarbeiter). Das Ergebnis war beeindruckend: Depressive haben ein um 76 Prozent höheres Risiko, einen Herztod zu erleiden. Ähnlich bemerkenswerte Untersuchungen gibt es zum Thema soziale Isolation. Über einen Zeitraum von 15 Jahren wurden 1368 Patienten mit Erkrankungen der Herzkranzgefäße untersucht (Williams und Mitarbeiter). Unverheiratete oder Alleinlebende wiesen ein dreifach höheres Sterberisiko innerhalb von fünf Jahren auf. Ein ähnliches Ergebnis zeigte auch die „Alameda Country"-Studie, in der 6928 Frauen und Männer erfasst wurden. Sozial Isolierte hatten ein zwei- bis dreifach erhöhtes Risiko, an einem Herzinfarkt oder anderen Todesursachen zu sterben als in einer Familie oder in einer Gemeinschaft lebende Teilnehmer.

Eine aufschlussreiche Entdeckung in diesem Zusammenhang machten auch Nerem und Mitarbeiter im Jahr 1980. Kaninchen wurden mit stark cholesterinhaltiger Nahrung gefüttert, um zu beweisen, wie sich die Ernährung auf die Verengung der Herzkranzgefäße auswirkt. Die Käfige mit den Kaninchen waren bis zur Decke gestapelt. Interessanterweise zeigten die Kaninchen in der unteren Etage deutlich weniger krankhafte Veränderungen der Herzkranzgefäße. Es stellte sich heraus, dass die Tierpflegerin in ihrer Tierliebe die Kaninchen in der unteren Etage regelmäßig gestreichelt hatte und diese Zuwendung offensichtlich ein gesundheitsfördernder Faktor war.

Herzinfarkt und Veränderungen der Herzkranzgefäße wurden früher als typische Managerkrankheiten angesehen. In der letzten Zeit mehren sich die Studien, die belegen, dass Menschen mit geringerer Kontrollmöglichkeit an ihrem Arbeitsplatz eine fünffach erhöhte Gefährdung für das Ausbilden einer Herzkranzgefäß-Erkrankung zeigen. Bezüglich der Bewältigungsmethoden ist es zuallererst notwendig, sich der Gefahren bewusst zu werden, die eine falsche Stressbewältigung mit sich bringt. Die Schwierigkeiten werden auf die Dauer größer statt kleiner. Zeitungen und Zeitschriften sind voll von guten Tipps und Ratschlägen zur besseren Ernährung, Bewegung, Entspannung, Änderung des Lebensstils, und diese Zeitschriften werden auch gerne gelesen. Trotzdem scheint es vom Lesen bis zum positiven Umsetzen ein weiter Weg zu sein.

Vielleicht ist die Hilfe eines Psychotherapeuten angezeigt, um dahinterzukommen, wie man den inneren Schweinehund besiegen kann. Eventuell liegt ein Serotoninmangel-Syndrom vor, das gekennzeichnet ist von Müdigkeit, Abgeschlagenheit, dem Eindruck, sich im eigenen Körper unwohl zu fühlen, von Schlafstörungen, Konzentrationsschwierigkeiten, Merkfähigkeitsstörungen, Depression und Angst. Auch dieses Serotoninmangel-Syndrom kann schuld sein, dass Sie Schwierigkeiten haben, sich und das Gesundheitsprogramm zu verwirklichen, es kann aber auch den oben angeführten Fehlerkreis auslösen. Viele Menschen bekämpfen Schlafstörungen oder Schmerzen mit Alkohol und die aufputschende Wirkung einer Zigarette wird genützt, um Müdigkeit, Konzentrations- und Merkfähigkeitsstörungen zu beseitigen. Das sind jedoch gefährliche Scheinlösungen.

Das Serotoninmangel-Syndrom, Depressionen und Angststörungen sind in der Tat ganz gut medikamentös behandelbar. Die modernen Serotonin-Wiederaufnahmehemmer haben auch relativ wenige Nebenwirkungen, besonders genau wurde ein Medikament mit dem Wirkstoff Sertralin untersucht. Es zeigte sich, dass Menschen, die nach einem plötzlichen Herzinfarkt unter Depressionen und Angst litten, sehr gut mit dieser Substanz behandelt werden konnten. Als Schlussfolgerung der Studie wurde festgehalten, dass Sertralin sicher und wirksam bei der Behandlung wiederkehrender Depressionen bei Patienten mit frischem Herzinfarkt oder Herzkranzgefäß-Verengungen ist. Das ist insofern von großer Wichtigkeit, weil man bisher sehr vorsichtig war, Patienten mit Herzerkrankungen Serotonin-Wiederaufnahmehemmer zu verabreichen.

Aber auch die anderen Medikamente sind gut verträglich und anwendbar. Die Substanz Paroxetin führt zu einer verbesserten Blutgerinnung und es besteht die Hoffnung, dass dadurch weitere Herzinfarkte verhindert werden könnten, und auch die beiden Substanzen Fluoxetin und Citalopram sind sehr gut untersucht. Das betone ich deshalb, weil Menschen mit Herz-Kreislauf-Erkrankungen besonders häufig an Depressionen leiden. Der Innsbrucker Psychiater, Psychosomatiker und Psychotherapeut Prof. Schüssler spricht davon, dass 42 Prozent der Herzerkrankten an einer psychischen Erkrankung leiden. Noch deutlicher ist die Zahl bei den Herzinfarkt-Patienten: Nach Arbeiten von Centry, Kai und anderen Autoren liegt die Zahl der Betroffenen, die unter Angst und Depressionen leiden, bei 60 Prozent. Und auch hier sind wir wieder mit dem alten Problem konfrontiert: Niemand, der an einer organischen Erkrankung leidet, möchte auch noch eine psychische Erkrankung haben. Depressionen und Angsterkrankungen sind stigmatisierte Erkrankungen, von denen man sich als Betroffener möglichst distanzieren möchte.

Beispiel
Eine 55-jährige Dame, Gymnasialprofessorin, hatte einen ausgedehnten Herzinfarkt erlitten. Ein Weiterarbeiten in ihrem Beruf kam dadurch nicht mehr in Frage. Nach dem Rehabilitationsaufenthalt ging es ihr relativ gut. Sie konnte wieder wandern und Rad fahren und war körperlich relativ gut belastbar, hatte aber ihre Lebensfreude verloren. Sie schob das psychische Unwohlsein auf die existenzielle Krise, in die sie gestürzt wurde. Die Ehe war geschieden, die Kinder waren aus dem Haus und jetzt hatte sie auch noch ihren Beruf verloren.
In der Psychotherapie konnte sie zu einer Bewältigung ihrer Lebenssituation finden. Sie engagierte sich karitativ, fühlte sich jedoch

weiterhin wie gelähmt. Das lange gute Zureden eines Arztes brachte sie schließlich doch dazu, einen Serotonin-Wiederaufnahmehemmer – Fluoxetin – einzunehmen, worauf sie wieder zu ihrer Lebensfreude zurückfand. Sie berichtete mir, wie erfreut sie war, dass sie sich dazu hatte überreden lassen, und wie sehr sie sich geärgert habe, dass sie das Medikament nicht schon Jahre vorher eingesetzt hatte.

Das sehe ich selbst immer wieder in meiner Praxis. Patienten sind außerordentlich froh und dankbar wegen der positiven Wirkung dieser Medikamente. Man muss aber immer daran denken, dass sich durch das Medikament der Lebensstil noch lange nicht ändert. Änderungen des Lebensstils sind nicht so leicht durchzuführen und oft mit Resignation verbunden. Ein typischer Ausspruch lautet: „Wenn ich sonst schon nichts habe, dann möchte ich wenigstens ...", und hier kann man das Gläschen Wein oder die Zigarette oder den Schweinsbraten einsetzen. Oft ist das Wechselspiel zwischen dem Betäuben mit Alkohol und dem Aufputschen mit Nikotin im Sinn eines Selbstzerstörungsprozesses deutlich sichtbar.

Denken Sie bitte daran: Es ist nie zu spät! Es ist jedoch Hilfe von außen angesagt. Und diese Hilfe von außen kann immer nur eine Starthilfe sein, Schwimmen lernen muss man selbst. Ich habe zu viele Menschen gesehen, die therapieabhängig geworden sind und die das Heil und die Heilung im Arzt und im Therapeuten gesucht haben. Mit dem Arzt oder Therapeuten können Sie jedoch nur die Strukturen erkennen, die Fehler festmachen; korrigieren müssen Sie diese selbst.

Der Herzinfarkt

Der Herzinfarkt entsteht durch einen Verschluss der Gefäße, die den Herzmuskel mit Blut versorgen. Durch den Sauerstoffmangel sterben jene Herzmuskelzellen, die durch dieses Gefäß versorgt werden, ab.

Beispiel

Ein 48-jähriger Herzinfarkt-Patient schildert seinen Leidensweg, an dessen Beginn er unter einer leichten beruflichen Überforderung gelitten hatte. Zu Hause fühlte er sich nicht ausreichend gestützt, es kam zu Schwierigkeiten mit der Frau, die selbst mehr Unterstützung bei der Sorge um ihre zwei Kinder gebraucht hätte. Der Konflikt ließ sich nicht lösen. Herr M. verbrachte mehr Zeit mit seinen Bekannten im Wirtshaus, er trank und rauchte mehr und war selbst sehr unglücklich über diese Entwicklung. Zunehmend zog er sich von seinen Freunden zurück, wurde immer stiller und introvertierter, die Gattin hingegen immer gereizter und verständnisloser. Schließlich reichte sie die Scheidung ein. Die Teilung des Vermögens und der damit notwendige Verkauf des gemeinsam gebauten Hauses waren schließlich zu viel für sein Herz.

Für Veränderungen ist es nie zu spät. Dass selbst wenn das Gefäß zu 40 Prozent verengt ist, ein Rückgang der schmerzhaften Angina-Pectoris-Anfälle des Herzens um 91 Prozent erreicht werden kann, wobei auch Cholesterinwerte und Übergewicht gesenkt wurden, zeigte der amerikanische Herzspezialist Dean Ornish in mehreren Studien, die weltweit Beachtung fanden. Dazu forderte er jedoch von den Studienteilnehmern ein absolutes Rauchverbot, eine fett- und cholesterinarme vegetarische Ernährung ohne Fleisch, Fisch, Geflügel, Käse und Kaffee – die tägliche Fettzufuhr musste dabei auf zehn Prozent der Gesamtkalorien und das Cholesterin auf fünf Milligramm beschränkt werden –, alle Gewürze hingegen, auch Salz und Zucker, waren erlaubt, außerdem konnte man so viel essen wie man wollte. Ferner mussten die Teilnehmer sich einem gemäßigten Herz-Kreislauf-Training, wie täglich 30 Minuten lang spazieren gehen, schwimmen oder Rad fahren, unterziehen und sich mindestens eine Stunde pro Tag mit Stressmanagement und Entspannungsübungen beschäftigen. Zweimal wöchentlich wurden zwei bis drei Stunden lang Gruppengespräche über Erkrankung und Lebensführung abgehalten.

Der Erfolg heiligt die Mittel, trotzdem ist Dean Ornish auch kritisiert worden. Dieses strenge Programm schaffe zusätzlich Stress und bewirke über den Stressmechanismus sogar eine Verschlechterung, so die Gegenstimmen. Entscheidend scheint auch hier die Freiwilligkeit und positive Motivation zu sein. Am wichtigsten ist jedoch, dass arteriosklerotische Gefäßverengungen rückgängig gemacht werden konnten, eine Tatsache, die bis zu diesem Zeitpunkt niemand für möglich gehalten hätte. Bei der Interpretation der Studie kommt es darauf an, ob man darin die Hoffnung, dass es gelingen kann, sehen will oder die „unmenschliche Belastung" durch die grundlegende Lebensumstellung. Dazu müssen Sie sich vor Augen halten, dass Herz-Kreislauf-Erkrankungen an erster Stelle der Todesursachen stehen. Nach einer WHO-Studie wird sich dieser Zustand noch verschärfen: Bereits im Jahr 2030 sollen Herz-Kreislauf-Erkrankungen und Depressionen zu den führenden Volkskrankheiten werden.

Kopfschmerzen

Kopfschmerzen können als Symptom verschiedenster körperlicher Erkrankungen auftreten. So wie bei allen psychosomatischen Erkrankungen ist daher eine medizinische Abklärung notwendig. Erst wenn die medizinischen Befunde in Ordnung sind, kann der psychische Hintergrund der Schmerzen beleuchtet werden. Kopfschmerzen sind eng verknüpft mit dem volkstümlichen Spruch „sich den Kopf zerbrechen". Die Frage lautet also: „Was zerbricht den Kopf?" Es ist ein Rätsel, das nicht so ohne Weiteres gelöst werden kann. Oft sind es Überforderungen und damit der klassische Disstress.

Beispiel
Eine junge Frau im Alter von 25 Jahren kommt in meine Ordination. Sie schildert mir, dass sie unter unerträglichen Kopfschmer-

zen leide. Ihr Leben sei durch die Schmerzen deutlich einge-schränkt. Sie könne sich schlecht konzentrieren, sei im Studium behindert und brauche dringend Hilfe. Auf die Frage, seit wann sie diese Kopfschmerzen habe, erzählt sie, dass sie schon als Kind darunter gelitten habe. In der letzten Zeit seien die Schmerzen je-doch deutlich stärker geworden. Ich frage sie weiter, ob ihr ein Bild einfallen würde, wann die Schmerzen zum ersten Mal aufge-treten seien, und sie schildert mir die folgende Szene: Sie ist sieben Jahre alt und muss in die Schule gehen. Es ist früher Morgen, und die Mutter kommt ins Zimmer, um sie zu wecken. Sie möchte nicht aufstehen. Ihre kleine Schwester wohnt mit ihr im gleichen Zimmer und muss nicht aufstehen. Sie verspürt Kopfschmerzen und teilt das der Mutter mit. Die Mutter reagiert verärgert, auf-gebracht und aggressiv, sie reißt sie aus dem Bett, schimpft und treibt sie ins Badezimmer. Soweit die erste Szene.

Durch den psychodramatischen Rollenwechsel wurde die Ge-samtsituation schnell klar: Die Mutter hatte sich damals von ihrem Mann getrennt, da er eine Freundin hatte, der Vater der Pa-tientin lebte daher nicht mehr in der gemeinsamen Wohnung. Die Mutter war belastet, überfordert, gekränkt, traurig und konnte keine Schwierigkeiten vonseiten ihrer älteren Tochter gebrauchen. Die ältere Tochter wiederum hatte Sehnsucht nach ihrem Papa, war unglücklich und eher dem Vater zugeneigt. Die jüngere Schwester war das „Mamimädchen". Das hieß auch, dass sie weniger unter der Trennung von ihrem Vater litt.

Die Aufgabe der folgenden Therapiestunden war, Verständnis für das traurige, weinende Kind zu bekommen, ihm Trost und Zu-wendung zu geben und das Durchspielen von Wunschszenen, wie zum Beispiel: Sie darf liegen bleiben und wird von ihrer Mutter gepflegt und getröstet, verlebt einen lustigen Vormittag mit ihrer kleinen Schwester oder der Vater kommt und holt sie, um mit ihr in den Vergnügungspark zu gehen. Andererseits war es für sie jedoch auch notwendig, Verständnis für die Situation ihrer Mutter zu bekommen, für die Aggression, die Überforderung und das

mangelnde Einfühlungsvermögen. Denn dadurch hatte sich eine
tiefe Kränkung in die Seele des Mädchens eingeprägt, eine Krän-
kung, von der sie sich bis jetzt nicht lösen konnte. Verbunden mit
der aktuellen Situation des Stresses und der Anforderung im
Studium, mit der Notwendigkeit, gut für sich selbst sorgen zu
können, wurde der Konflikt aktualisiert und trat verstärkt auf.
Im Rahmen der Psychotherapie verschwanden die Kopfschmer-
zen zur Gänze. Es war keine medikamentöse Behandlung not-
wendig.

Das ist nicht immer so. Kopfschmerz ist ein sehr verbreitetes
Phänomen. Oft sind die Menschen so sehr an ihre Kopfschmerzen
gewöhnt, dass sie in der Sprechstunde gar nichts darüber erzählen,
und oft ist es ein Nebeneffekt der Behandlung, dass die Kopfschmerzen verschwinden. Viele Patienten haben mir berichtet,
dass sie, seit sie Medikamente gegen ihre Angst oder Depression
einnahmen, nicht mehr unter Kopfschmerzen litten. Trotzdem
möchte ich noch einmal betonen, dass Psycho- und Pharmako-
therapie einander ergänzen und sich nicht ausschließen sollten.
Beide sollten ihren Teil zu einer positiven Lebensgestaltung beitragen. Auch für Kopfschmerzen gelten die schon zuvor ange-
sprochenen grundlegenden Rahmenbedingungen.

Erkrankungen der Lunge

Asthma bronchiale

Beim Asthma bronchiale entstehen Verengungen der kleinen
Bronchien. Dadurch wird die Ausatmung verlängert und erschwert. Im Asthmaanfall haben die Betroffenen das Gefühl,
keine Luft zu bekommen, weder ein- noch ausatmen zu können
und zu ersticken. Das ist mit massiver Angst verbunden, mit dem
Gefühl des existenziellen Bedrohtseins.

Aus psychodynamischer Sicht ist dieses Gefühl das Leitsymptom. Das primäre Ziel besteht darin, diese Urangst zu mildern. Bei den Betroffenen läuft ein Wechselprozess ab. Das Gefühl, keine Luft zu bekommen, ist mit einer großen Verunsicherung in Bezug auf das eigene gesunde Reagieren und Problembewältigen verbunden. Dadurch entsteht die Angst vor dem nächsten Anfall. Man kann sich nie sicher fühlen. Ein Gefühl, das auch Menschen, die an einer Angststörung leiden, sehr gut kennen. Es kommt zur Angst vor der Angst, und damit zu einer weiteren tiefen Verunsicherung. Entscheidend dabei ist auch, wie die Umwelt auf den Asthmaanfall reagiert. Von Eltern oder anderen Angehörigen wird eine ruhige problemlösungsorientierte Haltung notwendig sein. Zu viel Mitgefühl, Sorge oder sogar Angst verstärkt das Geschehen.

Die Lösung liegt auf der innerseelischen Bühne. Zu überlegen ist, wie diese prinzipielle Verunsicherung und Angst gemildert werden kann. Wo sind die schützenden, beruhigenden und tröstenden Anteile auf der inneren Bühne? Hilfe kann hier wieder von außen kommen, von einem Psychospezialisten. Er kann helfen, diese inneren Strukturen zu finden und zu stärken. Wie so oft ist es wichtig, zu einer psychischen Unabhängigkeit zu finden.

Beispiel
Eine betroffene Frau erzählt mir, dass sie ganz in der Nähe ihres Sohnes, ihrer Schwiegertochter und der Enkelkinder wohne. Sie sei schon lange verwitwet und die Familie ihres Sohnes sei ihre einzige Lebensfreude, besonders die Enkelkinder. Eines Tages habe die Schwiegertochter den Kindern den Besuch bei der Großmutter untersagt und auch die Großmutter wissen lassen, dass sie jetzt nicht auf Besuch kommen könne, mit der Begründung, dass die Kinder Schularbeit hätten und sonst zu stark abgelenkt würden. Das habe sie sehr gekränkt, sie habe es als ungerecht empfunden, da sie alles für die Familie tun würde, und in der Kränkung sei ihr ihre tiefe Einsamkeit bewusst geworden. Sie

sei in Atemnot geraten und habe versucht, mit dem Asthmaspray Schlimmeres zu verhindern. Sie sei sogar wegen der frischen Luft zum Fenster gestürzt, aber nichts habe geholfen und das Unglück hat seinen Lauf genommen. Ihre Einsamkeit, Hilflosigkeit und ihr Ausgeliefertsein wurden ihr bewusst. Irgendwie habe sie den Asthmaanfall überlebt, eine Nachbarin habe die Rettung gerufen.

Das sind die Themen, die von den Betroffenen immer wieder genannt werden: Kränkung, das Gefühl, ungerecht behandelt zu werden, das große eigene Bemühen, der Leistungsanspruch, die Einsamkeit und die Angst. Damit sind wird wieder bei den psychosomatischen Urkategorien. Leistungsunabhängige Liebe, „liebe deinen Nächsten wie dich selbst", die Fähigkeit, über Dinge reden zu können und sie nicht in sich hineinzufressen, sich positiv abgrenzen zu können, emotionale und beziehungsmäßige Autonomie sind, wie schon vorher besprochen, entscheidend. Denn auch beim Asthma wird der psychodynamische Anteil wesentlich unterschätzt. Die Verbesserung der Krankheitsbewältigung in dem Sinne, besser damit umgehen zu können, wenn der Asthmaanfall auftritt, ist erstes Thema. Durch die Angst und das Gefühl des existenziellen Bedrohtseins oder Vernichtetwerdens entsteht ein Teufelskreis. Die Luft bleibt noch mehr weg, das Herz beginnt zu rasen, der Sauerstoffverbrauch steigt und die Schere zwischen den Parametern, Luft zu benötigen und Luft zu bekommen, wird immer größer.

Durch Atemübungsprogramme, wie sie in den Pulmologischen Zentren angeboten werden, und durch psychotherapeutische Arbeit ist es möglich, die Angst vor dem Asthmaanfall zu reduzieren und den Schweregrad zu mildern. Auch Gruppentherapien und Entspannungsmethoden wie Autogenes Training, Progressive Muskelentspannung und Bio-Feedback haben sich als äußerst positiv erwiesen, sowohl in Bezug auf die Anfallshäufigkeit als auch auf die Krankenstandstage. Medikamente, die zur Behandlung von Angststörungen eingesetzt werden, haben sich ebenfalls gut bewährt. Das ist auch verständlich. Der Teufelskreis aus Angst und Angst vor der Angst kann durchbrochen werden. Beste Erfahrungen habe ich mit Serotonin regulierenden Medikamenten gemacht. Das bedeutet nicht, dass keine spezifische Asthma-Medikation nötig wäre, aber meist ist eine deutliche Reduktion dieser Mittel, in Absprache mit Ihrem Arzt, möglich.

Chronisch obstruktive Lungenerkrankungen

Dieses Krankheitsbild ist von ständiger Atemnot geprägt. Durch die Verengung der kleinen Luftwege in der Lunge kommt es zu einer Überblähung in den Lungenbläschen. Dadurch geht wichtige Lungensubstanz für den Austausch von Sauerstoff zwischen Lunge und Gefäßsystem verloren. Chronisch obstruktive Lungenerkrankungen sind zu 80 Prozent auf äußere Schädigungen, besonders durch Rauchen, zurückzuführen. Oberstes Gebot ist, alles in die Wege zu leiten, um das Rauchen aufzugeben. Selbst bei deutlich eingeschränkter Lungenfunktion wird damit eine Verbesserung der Krankheitsentwicklung möglich. Der Satz, den ich immer wieder höre, „Jetzt ist es ohnehin zu spät", stimmt nicht.

Therapiemöglichkeiten sind in erster Linie Krankheitsbewältigungsstrategien sowie die schon oben betonte – auch medikamentöse – Behandlung von Angst und Depression. Damit ist es möglich, eine bedeutende Verbesserung der Lebensqualität zu erreichen.

Magen-Darm-Erkrankungen

Wie bei allen psychosomatischen Krankheitsbildern unterscheiden wir auch hier zwischen funktionellen oder somatoformen Störungen und Erkrankungen, die mit organischen Veränderungen einhergehen. Bei den funktionellen Störungen sind keine Organveränderungen sichtbar, trotzdem fühlt sich der Betroffene krank. Auch hier kennt der Volksmund Ausdrücke, die Rückschlüsse auf die Psychodynamik zulassen: „etwas schlägt sich auf den Magen", „mir dreht sich der Magen um", „mir bleibt die Spucke weg", „es ist zum Kotzen", „sich vor Angst in die Hose machen" ... Die klinischen Erscheinungsbilder können Appetitlosigkeit, Magendrücken, Übelkeit, Erbrechen, Luftschlucken, Durchfälle und Verstopfung sein.

Wie bei allen somatoformen Störungen ist eine medizinische Abklärung notwendig, damit keine organische Erkrankung übersehen wird. Ist die organische Abklärung erfolgt, stellt sich die Frage: „Was will mir dieses Symptom sagen? Was verdirbt mir den Appetit? Was verursacht mir Brechreiz? Welche Stauungsprozesse spielen sich in mir ab, die sich über das Organ ausdrücken?" Es sind Fragen, die sich jeder für sich selbst stellen muss. Auch die Lösung kann selbst gefunden werden. Auf jeden Fall brauchen die eigene Seele und der eigene Körper Aufmerksamkeit und damit Zeit, beide lassen sich nicht ausbeuten, reagieren, senden Signale aus, und es ist die Aufgabe jedes Einzelnen, diese Signale richtig zu verstehen und in einer positiven Weise zu beantworten.

Manchmal erscheint das Problem für den Betroffenen unlösbar, dann sollte er sich fachkundige Hilfe holen. Häufig werden die Symptome zwar verstanden, aber die Lebenssituation erscheint unveränderbar. Dem möchte ich energisch widersprechen. Oft sind die äußeren Umstände tatsächlich nicht veränderbar, aber das Verständnis für sich selbst, die Veränderungen auf der inneren Bühne der Seele sind immer gestaltbar. Dazu muss man positive Ansätze finden und darf nicht im Negativen verharren, hingegen soll man Kraftquellen aufspüren und sie nützen. Beachten Sie bitte dazu das Kapitel über die Entstehung psychosomatischer Erkrankungen.

Die Gastritis

In der Entstehung und Behandlung der Entzündungen des oberen Magen-Darm-Traktes ist mit der Entdeckung des Bakteriums Helicobacter pylori eine entscheidende Wende eingetreten. 80 Prozent der Entzündungen sind auf seine Aktivitäten zurückzuführen und meist mit einer Therapie aus einem Mittel gegen Magenübersäuerung und verschiedenen Antibiotika gut behebbar. In früheren Jahren war die Gastritis, aber auch das Magen- oder Zwölffingerdarm-Geschwür eine Erkrankung, die besonders im psychosomatischen Blickfeld stand. Jetzt aber ist es still geworden um die psychosomatischen Betrachtungsweisen, aus meiner Sicht zu Unrecht. Für die Möglichkeit einer medizinischen Behandlung sollte man immer dankbar sein und durch die Entdeckung und Behandlung des Helicobacter pylori ist tatsächlich vielen Menschen viel Leid erspart geblieben.

Trotzdem bleiben einige Fragen offen: Warum gibt es so viele Menschen, die Helicobacter-pylori-positiv, also Helicobacter-pylori-Träger sind und trotzdem nicht erkranken? Und warum gibt es Menschen, die keine Helicobacter-pylori-Träger sind und dennoch erkranken? Auch hier hat die psychosomatische Betrachtungsweise ihren Sinn und ihren Stellenwert. Medizinische Behandlung und psychosomatische Betrachtung schließen einander nie aus, sondern sollen immer eine Ergänzung sein, und es gibt genügend Betroffene, die diese Zusammenhänge spüren und in positiver Weise ihre Konsequenzen ziehen. Nicht umsonst haben sich Generationen von Therapeuten und Betroffenen bemüht, die Gastritis im Zusammenhang mit psychischer Belastung zu verstehen und sie durch eine Lösung der Konflikte in den Griff zu bekommen. Auch biochemisch wurde eine Verbindung zwischen der Disstress-Achse und damit einem erhöhten Cortisolspiegel und der Gastritis nachgewiesen. Die Beschäftigung mit dem psychischen Hintergrund einer Erkrankung darf jedoch die organische Abklärung nie behindern. Das zeigt leider auch die besonders tragische Geschichte einer ärztlichen Kollegin.

Beispiel
Diese Ärztin hatte sich um eine psychotherapeutische Hilfe bemüht, um den Konflikt mit ihrem Ehemann besser lösen zu können. Da sie ihre Magenschmerzen auf die Spannungen zurückführte, hielt sie eine organische Abklärung für nicht notwendig. Erst als nach längerer Zeit die Schmerzen, trotz der gutlaufenden Psychotherapie, immer heftiger wurden, entschloss sie sich zur Abklärung. Die Magenspiegelung zeigte ein bereits inoperables Magenkarzinom, an dem sie Monate später auch verstarb.

Anhand dieses Beispiels soll eindrücklich die absolute Notwendigkeit betont werden, bei körperlichen Beschwerden eine medizinische Untersuchung durchführen zu lassen, auch wenn der psychodynamische Anteil noch so klar erscheint.

Das Magen- und Zwölffingerdarm-Geschwür

Beim Ulcus ventriculi oder duodeni gilt, ähnlich wie bei einer Gastritis, dass zuerst immer eine medizinische Abklärung durch eine Magenspiegelung und Bestimmung des Helicobacter pylori durchgeführt werden muss. Aber auch hier ist es notwendig, sich die andere Seite anzusehen. Die Reparatur eines Schadens befreit einen nicht von der Pflicht, zu erkennen, was zur Entstehung des Schadens beigetragen hat. Magen und Darm können als „Innenhaut" bezeichnet werden. Daher hat alles, was schon bei Hauterkrankungen angeführt wurde, Gültigkeit: Stressreduktion, Versuche, besser auf sich selbst zu achten und mehr auf sich selbst zu schauen, sich in seiner „Innenhaut" wohl zu fühlen, sich besser abgrenzen zu lernen und an der Selbstliebe zu arbeiten, sind notwendige Basisvoraussetzungen.

Chronisch entzündliche Darmerkrankungen

Chronisch entzündliche Darmerkrankungen (CED) sind sowohl aufgrund ihrer Häufigkeit – betroffen davon ist einer von 600 Einwohnern – als auch durch ihre unklare Entstehung und Verlaufsform eine wichtige psychosomatische Erkrankungsgruppe und stellen für die Betroffenen oft eine große Belastung dar. Von dieser Erkrankung können Teile oder auch der gesamte Darm erfasst sein. Mein Kollege von der Kinderklinik, Adrian Kamper, betont, dass CED in einem Drittel der Fälle bereits im Kindes- und Jugendalter erstmals klinisch manifest wird. Hinter teils unspezifischen Symptomen wie wiederkehrenden Durchfällen, insbesondere mit Blut- und Schleimauflagerungen, wiederholt auftretenden Bauchschmerzen und unklarem Gewichtsverlust kann sich eine CED verbergen. Begleitend dazu kommt es zu einer mitunter ausgeprägten Beeinträchtigung des Allgemeinbefindens durch Müdigkeit, Leistungsabfall und Stimmungsschwankungen. Die unspezifischen Symptome und die Verkennung der Tatsache, dass die Erkrankung schon in der Kindheit und Jugend beginnen kann, führen zu teils jahrelang ausbleibender Diagnosestellung und Therapie.

Gerade die umfassende Betreuung, Begleitung und Therapie sind jedoch notwendig, um eine altersentsprechende physische und psychische Entwicklung zu gewährleisten. Die Entstehung der Colitis ulcerosa und des Morbus Crohn, den beiden chronisch entzündlichen Darmerkrankungen, ist großteils noch ungeklärt. Mehrere Ursachen dürften dabei eine Rolle spielen, wie zum Beispiel die genetische Veranlagung, da diese Erkrankungen familiär gehäuft auftreten, sowie Fehler im Immunsystem und psychodynamische Faktoren, die in der neueren Literatur aber immer weniger Stellenwert besitzen. Unbestritten ist jedoch, wie bei vielen anderen psychosomatischen Erkrankungen auch, dass der Verlauf der Erkrankung durch die Beachtung und Mitbehandlung der seelischen Anteile positiv beeinflusst werden kann.

Colitis ulcerosa

Die Colitis ulcerosa ist eine entzündliche Darmerkrankung, die den Dickdarm betrifft. Da meist nur die Darminnenwand involviert ist, kommen Darmdurchbrüche selten vor. Im Gegensatz zum Morbus Crohn bilden sich flächige Entzündungsareale. Die Symptome der Erkrankung sind verschieden starke Durchfälle, auch mit Blut- und Schleimbeimengungen, die mit schweren Entzündungszeichen und Fieber verbunden sein können.

Beispiel
Herrn K. habe ich auf der Chirurgie kennengelernt. Er war an einer Dickdarmentzündung erkrankt, ein chirurgischer Eingriff stand im Raum. Herr K. wurde mit Cortison und entzündungshemmenden Medikamenten behandelt.
Als Vorgeschichte erzählte er mir, dass er sich schon seit längerer Zeit überfordert gefühlt habe. Er sei glücklich verheiratet und habe zwei Kinder im Alter von drei und einem halben Jahr. Er habe sich das zweite Kind sehnlichst gewünscht und seiner Frau versprochen, er werde ihr so weit wie möglich die Belastungen erleichtern. In der Nacht habe er zum Beispiel die Aufgabe übernommen, seine Tochter mit der Flasche zu füttern, damit seine Frau mehr schlafen könne. Er selbst arbeitet als Drucker und versteht sich mit seinem Chef gut. Zuletzt sei allerdings die Arbeitsbelastung deutlich stärker geworden. Der Sparstift begann zu regieren. Das bedeutete, dass erkrankte Mitarbeiter nicht durch eine Aushilfskraft ersetzt wurden, sondern dass die Arbeit von den anderen Kollegen übernommen werden musste. Da die Maschinen optimal ausgenützt werden mussten, sei ein Schichtbetrieb selbstverständlich geworden. In der letzten Zeit sei es notwendig gewesen, vermehrt Überstunden zu machen. Auf Unmutsäußerungen habe der Chef mit dem Hinweis reagiert, dass es eine lange Liste arbeitsloser Drucker gäbe. So habe es Herr K. gar nicht gewagt, dem Chef seine spezielle Belastung mitzuteilen. Auch seiner Frau gegenüber wollte er keine

Schwäche zeigen. Er hatte ihr versprochen, sie zu unterstützen, wenn sie ihm seinen sehnlichen Kinderwunsch erfüllte, und dieses Versprechen wollte er einhalten. Durch die Krankheit wurde er aus dieser ausweglosen Situation gerissen. Eine stationäre Aufnahme und Behandlung war notwendig geworden.

Auch mir schilderte Herr K. seine Lebenssituation mit viel Scham und schlechtem Gewissen. Er konnte sich auch jetzt nicht vorstellen, seinen Chef oder seine Gattin in seine Notlage einzuweihen. Mit Einverständnis von Herrn K. fungierte ich als „Dolmetscher" und „Brückenbauer". Ich erzählte seiner Frau sehr vorsichtig von den Nöten ihres Ehemannes. Sie war recht erstaunt und überhaupt nicht enttäuscht oder verärgert, sondern sehr sorgenvoll und hilfsbereit. Selbstverständlich könnte sie ihren Mann wieder entlasten, auch ihre Schwester würde ihr helfen, wenn er nur wieder gesund würde. Zuerst mussten die beiden ihr Missverständnis klären und dann wurden auch intensive, tiefe und erfüllte Gespräche möglich. Schließlich nahm ich mit Erlaubnis von Herrn K. Kontakt mit seinem Chef auf. Er erzählte, dass er keine Minute daran gedacht habe, Herrn K. zu entlassen. Im Gegenteil, Herr K. sei einer der verlässlichsten Mitarbeiter und kenne sich am besten mit den teilweise sehr komplizierten Maschinen aus. Er wolle, dass Herr K. wieder gesund werde, er solle sich auskurieren und auch ein längerer Krankenstand würde seinen Arbeitsplatz nicht gefährden.

Das war wichtig, da Herr K. nach der Akutbehandlung auf der Chirurgie noch einige Wochen in einer Psychosomatischen Klinik weiterbehandelt werden musste, um auch den psychodynamischen Anteil, seine Tendenz nämlich, eine Überforderung nicht einzugestehen, sondern in sich hineinzufressen, seine Übergewissenhaftigkeit eben entsprechend reflektieren zu können und er auch seine eigene Wertigkeit richtiger einschätzen lernen sollte. Eine Operation konnte vermieden werden. Nach der Behandlungsphase mit Cortison musste Herr K. noch längere Zeit spezifische entzündungshemmende Medikamente einnehmen. Von

meiner Seite wurden ihm spezielle Antidepressiva verordnet, die einerseits den Schlaf sicherten, andererseits seine Grübelneigung eindämmten und als Nebenwirkung die Durchfälle besserten.
Ich habe Herrn K. nach Jahren wieder getroffen. Er erzählte mir, dass er seit unserer Zusammenarbeit keine Darmprobleme mehr gehabt habe. Diese Geschichte zeigte einen besonders günstigen Verlauf.

Häufig aber entwickeln sich entzündliche Darmerkrankungen zu einem chronischen Leiden. Die Entzündungen treten immer wieder auf, Durchfälle quälen die Betroffenen über Monate, Jahre oder ihr gesamtes Leben, ihre Beziehungen und ihr Beruf werden durch die Krankheit bestimmt. Sollten Sie als Leser von einer chronisch entzündlichen Darmerkrankung betroffen sein, kann ich Ihnen nur sehr empfehlen, Anschluss an eine Selbsthilfegruppe zu suchen. Geteiltes Leid ist halbes Leid und Mitteilen schafft Linderung. Die Erkenntnis, dass es auch andere – häufig junge – Menschen gibt, die in einer ganz ähnlichen Weise unter der Erkrankung leiden, verringert das Gefühl des Ausgestoßenseins, des Schattendaseins. Auch eine psychotherapeutische Hilfestellung kann in zweifacher Hinsicht nützlich sein.

Zum Ersten ist es sinnvoll, mögliche Faktoren herauszuarbeiten, die das Aufflammen der Erkrankung begünstigen. Es ist notwendig, in einen Dialog mit dem Darm zu treten, ihn zu befragen, was er braucht, und mit ihm respekt- beziehungsweise liebevoll umzugehen. Das alles ist natürlich gar nicht so leicht. Deshalb ist es erforderlich, einen routinierten Psychotherapeuten zu suchen, der Erfahrungen mit diesem Krankheitsbild hat.

Zum Zweiten kann psychotherapeutische Hilfe bei der Bewältigung des eingeschränkten Lebens entlasten. Nicht Mitleid ist angesagt, sondern Problemlösungsvermögen. Im Sinn der Krankheitsverarbeitung haben die Psychologie und die Psychotherapie im Behandlungskonzept ihren fixen Stellenwert. Im Raum stehen oft Angst vor einer Chronifizierung, einem Arbeitsplatzverlust oder gar einer Berufsunfähigkeitspension. Hier muss man rasch und frühzeitig eingreifen, um den Krankheitsverlauf positiv steuern zu können.

In Salzburg haben wir dazu die Arbeitsgruppe FORUM-CED gegründet, in der die verschiedenen Berufsgruppen, die sich mit der Behandlung chronisch-entzündlicher Darmerkrankungen beschäftigen, vernetzt sind. Internisten, Chirurgen, Psychologen, Psychiater, Ernährungsberater, Pathologen, Kinderärzte, Pharmazeuten und Ambulanzschwestern tauschen sich regelmäßig über ihre Patienten aus, um ein möglichst optimales Behandlungskonzept zu erstellen. An vorderster Front dabei steht die Zusammenarbeit mit dem Patienten, der zu den Behandelnden so viel Vertrauen aufbauen soll, dass er sich bei einem neuerlichen Entzündungsschub rasch meldet, da eine medikamentöse Therapie dann meist eine rasche Linderung bringt. Psychologische und psychiatrische Hilfestellungen führen zu einer Einsicht in die Belastungssituation, in die Überforderung, in den Grenzenverlust und sie helfen bei der Bearbeitung etwa von Kränkung, Verlust oder Trauer. Begleitdepressionen, Schmerzen und die meist damit verbundenen Schlafstörungen können mit Antidepressiva gut behandelt werden – dazu muss nicht immer eine Depression vorliegen –, wobei trizyklische Antidepressiva als Nebenwirkung auch den Durchfall hemmen.

Morbus Crohn

Der Morbus Crohn ist eine entzündliche Darmerkrankung, die vor allem den unteren Dünndarm und den oberen Dickdarm betrifft. Eine generelle Einengung auf diese Ausbreitungsgebiete ist jedoch nicht möglich, Entzündungsherde können sogar im Mund und im gesamten übrigen Verdauungstrakt auftreten. Die Diagnose wird durch eine Darmspiegelung und Gewebeentnahme gestellt. Meist kann eine eindeutige Diagnose erfolgen, manchmal gibt es Übergangsformen zur Colitis ulcerosa. Die Entzündungsherde können flächig sein, aber auch in die Tiefe gehen und alle Schichten der Darmwand durchdringen. Sie können als Entzündungsgewebe wuchern und mitunter große Knollen bilden, die Darmpassage behindern und eine Operation erforderlich machen oder Fisteln bilden, die neben dem After, aber auch in andere Organe wie die Harnblase, die Scheide oder durch die Bauchdecke münden können.

Als medikamentöse Therapie ist Cortison in der Akutphase ein segensreiches Mittel. Zusätzlich werden oft entzündungshemmende Medikamente und Immunsuppressiva, die die Immunantwort des Körpers unterdrücken sollen, verabreicht. Ein operativer Eingriff wird hin und wieder notwendig sein, er sollte jedoch nur als letzte Möglichkeit in Betracht gezogen werden. Und auch Fistelkorrekturen brauchen immer wieder eine chirurgische Hilfestellung. Bei der psychotherapeutischen Behandlung stehen für jene Menschen, die an Morbus Crohn leiden, zwei Themen im Vordergrund: die Stressbewältigung, das positive Bewerten von Grenzen und damit das Erreichen von Autonomie.

Beispiel

Herr P. kam auf Drängen seiner Freundin zu mir zur Psychotherapie, obwohl er selbst nichts davon hielt. Seit Jahren litt er an einem Morbus Crohn, der trotz starker Medikation in letzter Zeit hochaktiv war und immer neue Fisteln bildete. Also wollte er sich einmal ansehen, was die Psychotherapie zu bieten habe. Herr P. war ein 25-jähriger Computerfachmann. Als Lehrling sei er immer der Beste gewesen und sogar Fachleute holten seinen Rat ein. Er war der Stolz der Mutter, sein Vater hingegen war ein introvertierter Mensch und hatte wenig Verständnis für seine Frau. Deswegen musste Herr P. seine Mutter aufheitern und ihr den Alltag schön gestalten. Der Morbus Crohn sei das erste Mal aufgetreten, als er von zu Hause ins Lehrlingsheim gezogen war. Nach der Lehre war er wieder zu Hause eingezogen und hatte schließlich sein Haus an das seiner Eltern angebaut. Als Stress gab er an, dass sein Vater ihn nie gelobt hatte, dadurch musste er immer das Doppelte und Dreifache von anderen arbeiten, aber auch das war vergeblich. Der Vater sei knorrig, distanziert, mürrisch und kritisch gewesen, die Mutter aber liebevoll und zugewandt, bei ihr fühlte er sich wohl. Die Mutter versorgte ihn auch noch, wusch und bügelte ihm die Wäsche und kochte ihm genau die Diät, die er brauchte.

Wir arbeiteten dann in Bezug auf das innere väterliche Rollenbild am Aufbau der leistungsunabhängigen Liebe und in Richtung Autonomie, sodass der junge Mann sich mit der Zeit selbst versorgte, sich die Wäsche wusch und kochte. Zu seinem eigenen Erstaunen merkte er, dass er auf Urlaub in Italien sogar Spaghetti mit Sugo essen konnte, eine Speise, auf die er im heimatlichen Kontext immer mit heftigen Darmturbulenzen reagierte. Ich habe auch die Mutter zweimal zu Therapiestunden eingeladen, um ein Missverständnis zu klären. Eine Mutter will nur das Beste, aber wie mein Kollege Manfred Biebl richtig betont, muss ein Sohn seiner Mutter dann antworten: „Ja, schon, aber das bekommst du nicht!" Auch diese Mutter wollte nur das Beste für ihren Sohn und das besondere Essen, das sie ihm kochte, brachte sie an die Grenzen ihres knappen Haushaltsgeldes. Das Bearbeiten der Mutter-Sohn-Nähe durch die neue Autonomie des Sohnes entlastete sie und sie konnte das auch genießen. Parallel zu dieser psychotherapeutischen Dynamik beruhigte sich die Aktivität des Morbus Crohn zusehends.

Für sich selbst zuständig zu sein heißt nicht nur, für sich selbst zu kochen und zu waschen. Es heißt auch, sich selbst zu mögen, auch gegen die Abwertung von außen. Es ist ein weit verbreitetes Phänomen, dass Menschen, wenn sie auch von vielen anderen gemocht, geschätzt und geliebt werden, sich in den verbeißen, der sie abwertet und genau von diesem geliebt werden möchten. (Eine kleine Gegenstrategie dazu ist die Spiegelübung im dritten Teil des Buches.) Herr P. kannte seine eigenen Qualitäten gut, *aber wo immer er eine Kritik an sich spürte, reagierte er sofort mit psychischen und körperlichen Turbulenzen. Erst durch das Erkennen dieser Mechanismen und durch sein Gegensteuern konnte er sich wieder wohl fühlen.*

Onkologie

Die Psychoonkologie beschäftigt sich mit den Wechselwirkungen zwischen Psyche, Seele und Karzinomerkrankungen. Das Wort „Krebs" möchte ich hier vermeiden, weil es auf archetypische Weise besonders negativ besetzt ist. Hören wir dieses Wort, bedeutet das automatisch schweres Leiden, Angst und Tod. Mit dem Wort Karzinomerkrankungen verbinden wir weniger tiefe negative Gedanken, die Erkrankung erscheint dann eher bezwingbar, lenkbar oder sogar heilbar. Die Diagnose einer Karzinomerkrankung sagt nämlich noch relativ wenig über den Verlauf aus. Dazu müssen wir uns vor Augen halten, dass über 100 verschiedene Karzinomarten auftreten. Entscheidend für die Behandlung und den Verlauf sind neben der Art der Zelltyp und das Stadium. Es gibt relativ gering bösartige Zelltypen, aber auch sehr aggressive, das Gespräch mit dem Arzt wird eine Klärung bringen.

Natürlich ist mit der Diagnose einer Karzinomerkrankung Angst verbunden: Angst vor der Zukunft, Angst vor einem schlimmen Verlauf, Angst vor der Behandlung. Umso wichtiger ist, diese Angst zu strukturieren und mit dem behandelnden Arzt ein offenes Gespräch zu führen. Denn damit wird auch die Angst strukturierbar und sie verliert ihren energiefressenden Anteil. Sollte eine Operation notwendig sein, ist das persönliche Gespräch mit dem Operateur erforderlich. Genaues Wissen darüber, was operiert, wie operiert und wie die weitere Vorgehensweise sein wird, vermindert die Unklarheiten. Das Gespräch sollte so verlaufen, dass der Betroffene die Gewissheit hat, dass das Bestmögliche getan wird.

Eine ähnliche Vorgehensweise muss bei einer Chemotherapie oder Bestrahlungsbehandlung angewandt werden. Auch hier benötigt der Betroffene umfassendes Wissen über Wirkung und Nebenwirkungen der Behandlung. Eine Chemotherapie zeigt oft Nebenwirkungen wie Haarausfall, Blutbildveränderungen, Schwächegefühle, Übelkeit und Erbrechen, obwohl die neuen chemotherapeutischen Möglichkeiten wesentlich weniger Nebenwirkungen mit sich bringen. Es ist entscheidend, die Nebenwirkungen richtig zuordnen zu können. Durch die Chemotherapie sollen die Karzinomzellen geschädigt werden beziehungsweise absterben. Chemotherapeutika sind aber Stoffe, die sich auch auf andere Zellen des Organismus auswirken und sie schwächen, und das gilt besonders für schnell teilende Zellen wie die des Blutes oder der Haare. Das sollte jedoch nicht zur Verzweiflung führen, sondern eher die Gewissheit verstärken, dass das Mittel hilft. Karzinomzellen sind meist undifferenziert und dadurch wesentlich angreifbarer als andere Zellen. Sie sollen durch die Medikamente so weit geschwächt oder zum Zerfall gebracht werden, dass das Immunsystem in der Lage ist, diese Zellen wieder zu bekämpfen und abzutransportieren.

Durch die körperliche Schwäche entsteht aber oft ein Missverständnis beim Betroffenen: Er kann nicht mehr unterscheiden, was Auswirkung der Krankheit und was Wirkung des Medikaments ist. Die vorübergehende Müdigkeit und Schwächung sollten daher von vornherein einberechnet und als positive Wirkung interpretiert werden. Das Missverständnis, dass der „Krebs den Körper auffrisst", setzt sonst wiederum eine Negativspirale in Gang und führt zu einem unnötigen Energieverlust.

Wie häufig sind Karzinomerkrankungen? Jeder dritte Erwachsene erkrankt im Laufe seines Lebens an einem Karzinom. Es ist also eine sehr häufige Erkrankung, andererseits hat diese Botschaft auch etwas Tröstliches, denn damit wird vollkommen klar, dass die Erkrankung in vielen Fällen auch gut behandelbar ist. Trotzdem stellt sie die zweithäufigste Todesursache in den Industrieländern dar, die häufigste sind Herz-Kreislauf-Erkrankungen. Auch hier wird die Diskrepanz deutlich: Die Angst davor, an Herz-Kreislauf-Erkrankungen zu sterben, ist wesentlich geringer als die Angst vor einem Karzinom. Darum scheint es so wichtig, diese Erkrankungsgruppe zu entmystifizieren.

Auslöser für Karzinomerkrankungen gibt es viele. An oberster Stelle stehen dabei Giftstoffe, und hier wieder an erster Stelle der Zigarettenkonsum. Andere Umweltgifte wie Asbestverbindungen oder radioaktive Strahlung und auch genetische Faktoren spielen eine große Rolle. Menschen mit geringerem Sozialstatus sind häufiger von Karzinomerkrankungen betroffen, da sie meist ungesünder leben. Rauchen, Alkohol, geringere Stressbewältigungsmöglichkeiten, größere Sorgen und der Umstand, weniger auf sich selbst zu achten, dürften die entscheidenden Wirkfaktoren sein. Auch die Ernährung wirkt sich dabei maßgeblich aus, fettreiches Essen und ein Übermaß an Alkohol werden als Auslöser angeführt.

Der psychische Anteil in der Entstehung von Karzinomen wird weiterhin heftig diskutiert. Klar ist, dass es keine Karzinompersönlichkeit gibt. In der Psychoonkologie rücken wir zunehmend von den seelischen Ursachen ab. B. Garssen, einer der wichtigsten Forscher in dem Gebiet der Karzinomentstehung, betont nach 30 Jahren Forschung mit unzähligen Studien, dass der psychogene Anteil nur in Ansätzen gesehen werden kann. Die meisten Studien belegen, dass auch schwere psychische Traumatisierung oder andere schwere Stressbelastung nicht zum Entstehen eines Karzinoms führt. Dazu ist es notwendig, dass prospektive Studien gemacht werden, also Menschen mit unterschiedlichsten psychischen Belastungen über Jahrzehnte beobachtet werden und hier das Auftreten von Karzinomerkrankungen verglichen wird. Dort sehen wir, dass es keine eindeutigen Unterschiede gibt. Das Problem der Psychoonkologie der früheren Jahre war, dass Patienten mit Karzinomerkrankungen selbst einen Zusammenhang hergestellt haben oder dieser

Zusammenhang im Rahmen einer Psychotherapie „erkannt" wurde. Dies führt uns jedoch direkt in den Bereich der Schuldfrage. Es ist von wissenschaftlicher Seite jedoch nur legitim, zu sagen, dass der Betroffene an chronischem Stress, an einem Partner- oder Elternkonflikt, an Mobbing am Arbeitsplatz oder vielem anderen mehr litt, dass in der Entstehung des Krebses jedoch keine Zusammenhänge zu sehen sind. Trotzdem ist es erforderlich, diese Konflikte im Sinne der Verbesserung der psychischen Befindlichkeit und der Lebensqualität psychotherapeutisch zu bearbeiten.

In der Psychotherapie mit Karzinomerkrankten wird vom Therapeuten der Mut gefordert, sich gemeinsam mit dem Betroffenen dem Krankheitsbild zu stellen. Dazu ist das Einfühlungsvermögen, was die Erkrankung im Betroffenen auslöst, nötig, darüber hinaus Flexibilität und Kreativität, um für jeden Einzelnen ganz individuelle Lösungsansätze zu erarbeiten. Man braucht genügend Zeit, um die seelische Befindlichkeit zu erfassen, sozusagen auszuleuchten, und auch die persönlichen Stärken und Ressourcen beim Betroffenen zu erkennen. Der Therapeut muss Klarheit darüber haben, um welchen Zelltyp, Ausbreitungsgrad und um welche Ausbreitungsgeschwindigkeit und Behandlungsmöglichkeiten es sich im einzelnen Erkrankungsfall handelt. Ein Austausch über die Prognose soll möglich sein. In der Therapie soll sich ein Vertrauensverhältnis aufbauen.

Jeder einzelne Betroffene ist dort abzuholen, wo er gerade steht. Die Reaktion auf die Diagnose einer Karzinomerkrankung ist sehr unterschiedlich und soll das Gespräch bestimmen. Die Themen der Therapie erstrecken sich auf die verschiedensten Bereiche. Neben der genannten Angst wird auch die Endlichkeit des Seins ein Thema sein. Ein Resümee über das bisher Erlebte, Geschaffene, Geleistete, über die Werte, die verfolgt wurden, und die Fragen nach den übergeordneten Zusammenhängen – „Woher kommen wir? Wohin gehen wir?" – werden sich aufdrängen. Darin besteht die große Chance einer schweren Erkrankung, dass

Fragen berührt und ausgesprochen werden, die sich in einem normalen Lebensalltag nicht unbedingt stellen.

Die Menschheit kann schon auf Abermillionen Jahre von Leben auf dieser Erde zurückblicken, im Vergleich zu diesen riesigen Zeiträumen nimmt sich ein durchschnittliches Leben in seiner kurzen Dauer tatsächlich sehr bescheiden aus. Es ist eine winzige Zeitspanne, in der wir uns bemühen, das Leben einigermaßen positiv zu gestalten, Beziehungen zu leben, Gutes zu tun, vielleicht zu heiraten, Kinder zu bekommen und großzuziehen. Es hat Sinn, zu überlegen, woher wir kommen, aus welcher Dimension, woher wir auf dieser Erde landen und wohin wir uns dann wieder verabschieden. Kindern ist die Endlichkeit ein geringeres Thema. Sie glauben an die Unendlichkeit. Bei Erwachsenen ist das anders. Sie sehen normalerweise dieses Thema kritischer und wenden ein, dass man nicht wisse, wie es nach dem Tod weitergehen werde, und das ist vollkommen richtig. Es ist also eine Glaubensfrage, in der man auch die Wahl hat zwischen Bildern, in denen man sich wohl fühlen kann, und Bildern, die in einem eher unangenehme Empfindungen hervorrufen.

In allen Religionen dieser Welt gibt es in irgendeiner Form ein Leben nach dem Tod, sei es im Sinne des Himmels und der Hölle, der Wiedergeburt, der Seelenwanderung und so weiter. Diese Vorstellungen sind in jedem Fall befriedigender und kraftgebender und damit für den Heilungsprozess wieder besser nutzbar als die Vorstellung, begraben oder verbrannt zu werden und dann kommt nichts mehr. Es ist sinnvoll, sich mit diesen Themen auseinanderzusetzen, und viele Menschen, die eine Karzinomerkrankung erlitten haben, erzählen, dass dadurch eine wesentliche Wende in ihrem Leben eingetreten sei.

Auch das Thema der leistungsunabhängigen Liebe, die sich eventuell zur göttlichen Liebe zusammenfindet, kann neu auftauchen. Plötzlich ist es nicht mehr wichtig, wie viel Geld man hat, wie groß das Auto ist oder das Haus, das man sich gebaut hat;

auch die Diplome und Auszeichnungen verlieren an Bedeutung. Es ist die Akzeptanz im Sein und des Seins, das neue Suchen nach Beziehungen, nach Verbundenheit, nach Liebe und eventuell auch nach Liebe zu Gott. Es ist jedoch auch der wichtige Satz „Liebe deinen Nächsten wie dich selbst", der neu definiert wird. Viele Menschen mit Karzinomerkrankungen haben mir von sich aus gesagt, dass sie sich selbst aus den Augen verloren haben, weil sie vorwiegend für andere gelebt und sich für sie aufgeopfert haben.

Ein Umdenken und ein anderes Handeln sind notwendig, um sich selbst wieder zu spüren, um seiner eigenen Lebensmelodie zu folgen, wie LeShan es genannt hat, um sich selbst zu erkennen und zu benennen und die Liebe zu sich selbst wiederfinden zu können. Das ist nicht leicht und erfordert manchmal auch die Unterstützung durch einen Psychotherapeuten. Es sollte jedoch einer sein, der einem guttut. Gerade in dem Bereich sollte man sich nach einer Psychotherapiestunde gestärkt fühlen, erkenntnisreicher und erfüllter.

LeShan prägte, wie schon vorher erwähnt, das Bild vom Mechaniker und vom Gärtner. Viele Menschen glauben an das mechanistische Weltbild: Alles ist machbar, operierbar, umsetzbar, gestaltbar. Dieses Prinzip ist auch sehr wichtig, es muss nur durch das Gärtnerprinzip ergänzt werden. Das wahrhaft Heilende liegt in der Natur. Eine Schnittverletzung heilt zu, und nicht nur durch die Nähte, die der Unfallchirurg gesetzt hat, sondern auch durch ein höchst kompliziertes Zusammenspiel von Vorgängen im Körper, die bewirken, dass die Wundränder wieder zusammenwachsen, Gefäße neu ausgebildet werden und sich auch die Haut wieder schließt. Ein wesentlich größerer Anteil im Körper wird durch die Natur gesteuert. Der Mediziner, der Psychologe oder der Psychotherapeut kann Bedingungen schaffen, in denen die Heilung besser vor sich geht. Das ist das Gärtnerprinzip: zu erarbeiten, wie die Bedingungen sein müssen, dass der Mensch wieder zu Saft, Kraft, zu Lebensfreude und zum Blühen gelangt.

Somatoforme Störungen

Wie schon vorher bei den Herzerkrankungen erwähnt, können somatoforme Störungen überall im Körper auftreten. Es ist ein neuer Begriff für eine Gruppe von Störungen, denen mein besonderes Augenmerk gilt und die schon sehr lange bekannt sind. Ein Großteil der Krankenstände ist durch funktionelle Störungen bedingt und bei einer Chronifizierung können sie direkt in die Berufsunfähigkeit und Frühpensionierung führen.

Dabei können die funktionellen Störungen jedes Organ und jedes Organsystem betreffen. Im Herz-Kreislauf-System lösen sie herzneurotische Symptome wie Herzrasen, Herzstolpern und Herzschmerzen aus, im Magen-Darm-System verursachen sie Magendruck, Völlegefühl, Appetitlosigkeit, Blähungen, Durchfälle und Verstopfungen, im HNO-Bereich kommt es zu einem Globusgefühl, zu Schluckstörungen, psychogener Heiserkeit, Schwindelzuständen und in der Lunge dagegen zu Atemnot, Druck auf der Brust sowie Hyperventilation. Aber auch orthopädische Beschwerden wie ein Zervikalsyndrom, eine Lumbalgie oder Schmerzen der Rückenmuskulatur können funktionell bedingt sein, genauso wie Kopfschmerzen, eine Reizblase, chronische Prostata-Beschwerden oder Zähneknirschen und Zähnereiben.

Glücklicherweise hat sich die allgemeine Einstellung somatoformen Störungen gegenüber in letzter Zeit geändert. Somatoform heißt, dass die betroffenen Menschen unter Beschwerden leiden, die so aussehen wie eine körperliche Erkrankung, bei der Durchuntersuchung lässt sich jedoch nichts Organisches finden. Früher sind diese Menschen als hysterisch bezeichnet worden, das Krankheitsbild hat man tatsächlich „Hysterie" genannt. Später wurde die Bezeichnung verändert, die mitschwingende Abwertung wich jedoch nur langsam. Die Krankheitsgruppe wurde in „funktionelle" Störungen umbenannt. Ich kann mich noch gut an meine Ausbildungszeit im Krankenhaus erinnern. Wenn keine organische Erklärung für die bestehende Symptomatik gefunden werden konnte, wurde die Störung augenzwinkernd als „funktionell" bezeichnet, was so viel hieß wie: Der Patient kann entlassen werden. Eine Aufklärung über das Wesen dieser Erkrankung und über mögliche Hintergründe erfolgte nicht.

Patienten mit somatoformen Störungen sind oft auf ihr Leiden fixiert. Sie spüren Schmerzen und vermuten einen Tumor oder eine andere schwerwiegende lebensbedrohliche Erkrankung. Wenn jemand aufgrund seiner Erziehung Botschaften in sich trägt wie „Beiß die Zähne zusammen", „Ein Indianer kennt keinen Schmerz", „Es ist nicht erlaubt, Schwäche zu zeigen", wenn also die natürlichen Entlastungsmechanismen – also das Bedürfnis, Angst zu haben und Angst haben zu dürfen, Angst zu zeigen, Überforderung ausdrücken zu können, sich beklagen zu dürfen und ausjammern zu können oder weinen zu dürfen – nicht erlaubt sind, so kann der innerseelische Druck sich in einer körperlichen Funktionsstörung ausprägen. Die Fixierung auf das körperliche Symptom besteht auch darin, dass diese Mechanismen tief verwurzelt sind und durch ein Gespräch nicht so ohne Weiteres verändert werden können. Es funktioniert nicht nach dem Mechanismus, dass der Arzt mitteilt, es liege keine körperliche Organschädigung vor und die Symptomatik könnte Ausdruck einer seelischen Überbelastung sein. Der Patient kann nicht umschwenken und zu reden beginnen, weil er dann genau nach den Mechanismen, von denen er durch seine Erziehung abgehalten wird, seine Überforderung loswerden müsste.

Es ist also ein aktives Engagement vonseiten des Arztes oder Psychotherapeuten notwendig, um andere Verhaltensweisen als „durch Reden wird alles nur noch schlimmer; dadurch, dass man Schwäche zeigt, gibt man dem anderen nur einen Trumpf und eine Waffe in die Hand, wird verletzlich und verliert den restlichen Halt" für den Betroffenen akzeptabel zu machen und dass dieser einen Einblick in seine Seele gewährt, denn er hat dadurch bisher nur Negatives vermittelt bekommen.

Dieses Verhalten kann auch Ausdruck der inneren Repräsentanz der elterlichen Anteile sein. Es gibt Menschen, die äußerst streng und selbstzüchtigend mit sich umgehen. Und immer wieder sehen wir dabei, dass genau diese Menschen zu ihren Mitmenschen sehr liebevoll sein können und dass sie nur in Bezug auf ihre eigene Person so hart und bestrafend sein müssen. Hier ist ein Umdenken und „Umfühlen" notwendig. Der Satz „Hilf dir selbst, so hilft dir Gott" hat etwas Wahres an sich. Einen Teil der helfenden Instanzen sollte jeder in sich selbst suchen und finden, sie sollten beratend, liebevoll, aufmerksam und sogar verwöhnend sein. Ich habe oft Menschen den Satz „Hilf dir selbst, so hilft dir Gott" mit Bitterkeit und Enttäuschung aussprechen hören, mit einer Resignation gegenüber der Hilfe anderer Menschen. Das lässt eher die Vermutung zu, dass sie schlechte Erfahrungen gemacht und sich von Menschen abgewendet haben, aber auch, dass sie in ihrer eigenen Seele kaum Hilfe, Trost und Mitgefühl für sich empfinden können, sondern eher zu Durchhalteparolen und Härtebefehlen neigen. Eine Lösung wird in diesem Buch angeboten: Im Kapitel über Entstehungstheorien psychosomatischer Erkrankungen finden Sie einige Anregungen dazu.

Aber es gibt auch noch andere wesentliche Gesichtspunkte, unter denen man die somatoformen Störungen betrachten muss. Sowohl für den leidenden Patienten als auch für den behandelnden Arzt ist es darum oft unklar, ob die Symptome Ausdruck einer körperlichen Erkrankung sind oder ob es sich um eine somatoforme Störung handelt, also eine Störung, die, wie der Name schon sagt, nur die Form und die Symptomatik einer organischen Erkrankung hat, nach deren genauer Durchuntersuchung jedoch eine organische Erkrankung ausgeschlossen werden kann. Mit der neuen Namensfindung „somatoform" ist der subjektiven Gewissheit des Patienten Rechnung getragen worden.

Es ist nicht so, dass der Patient sich diese Beschwerden einbildet oder gar simuliert, er hat sie tatsächlich. Ein Patient mit einer somatoformen Herzstörung spürt wirklich Herzschmerzen. Aus diesem Grund hat er Angst, einen Herzinfarkt erlitten zu haben oder an einer anderen schweren organischen Herzerkrankung zu leiden. Diese Angst bewirkt nun wiederum die Verstärkung einer vegetativen Reaktion mit Herzrasen, Schweißausbrüchen, Schwächezuständen und so fort. Der Betroffene lässt sich in ein Spital einliefern. Er wird dort in der Kardiologischen Ambulanz untersucht und es wird ihm versichert, dass keine organische Störung vorliegt. Er ist erleichtert und beruhigt. Diese Beruhigung hält lediglich eine Zeit lang an, die Beschwerden haben sich meist nur vorübergehend gebessert. Zu Hause spürt er den Schmerz erneut. Es beginnen Zweifel an der Diagnose der Ärzte aufzusteigen, der Patient vermutet, dass etwas übersehen worden sein könnte, und der nächste akute Schmerzanfall führt wiederum zur Einweisung ins Krankenhaus mit neuerlicher Abklärung.

Um aus diesem Dilemma wieder herauszufinden, braucht man jemanden, der psychosomatisch geschult ist und der nach der organischen Abklärung eine Verbindung zum seelischen Hintergrund knüpfen kann. Immerhin lässt sich bei 10 bis 20 Prozent der Patienten in einer Ambulanz eine somatoforme Störung nachweisen. Interessant ist auch der Altersgipfel, der bei 30 bis 35 Jahren liegt. Mit diesen Informationen hat der Betroffene die Gewissheit, mit seiner „eigenartigen" Erkrankung nicht allein zu sein. Der Therapeut kann erklären, dass diese Störungen oft mit einer Überbelastung, einer Überforderung oder mit einem Übermaß an Sorgen zusammenhängen können und dass man sie auch als Stresssymptome sehen kann. Damit merkt der Betroffene, dass nicht nur sein organisches Leiden, sondern auch der seelische Hintergrund erkannt und wahrgenommen wird. Gemeinsam mit dem Therapeuten wird er die Zusammenhänge erfassen, verstehen lernen und verändern können.

Einen wesentlichen Punkt möchte ich noch betonen: Etwas, das ich immer wieder den Ärzten, Schwestern und Pflegern mitgebe: „Sagen Sie nie: ,Das kann auch psychisch sein' oder: ,Das kann auch seelisch bedingt sein'. Damit schlagen Sie zehn Türen auf einmal zu – das ist alles viel zu angstbesetzt, viel zu nahe am Verrücktsein, viel zu undefiniert. Sagen Sie: ,Oft sind das Symp-

tome einer Überarbeitung oder einer Überforderung', verwenden
Sie Formulierungen, die im Volksmund akzeptiert sind."

Beispiel
Herr B. wurde mir von der Kardiologischen Ambulanz zugewiesen.
Er war dort fünfmal in den letzten Wochen eingeliefert worden, im-
mer mit dem Verdacht auf einen Herzinfarkt. Herr B., Geschäfts-
führer einer großen Firma und gleichzeitig Besitzer einer kleinen
Druckerei, litt unter einem funktionellen Herzsyndrom, das heißt,
dass er persönlich die Angst hatte, einen Herzinfarkt erlitten zu ha-
ben. Auch die bestehenden Symptome deuteten auf einen Infarkt,
die zunehmend intensiveren Durchuntersuchungen konnten das
aber mit Sicherheit ausschließen. Jetzt war er so weit, dass er die
Hilfe eines Psychosomatikers annehmen konnte und wollte.
Er erzählte mir eingehend, in welchen Situationen diese Beschwer-
den bisher aufgetreten seien. Immer wieder war es dieselbe Situa-
tion – oft in unpassendsten Augenblicken –, einmal während einer
Verhandlung und zweimal am Steuer seines Autos litt er unter so hef-
tigen Schmerzen mit Schweißausbruch, Angstzuständen und Herz-
rasen, dass er die subjektive Gewissheit verspürte, sein Leben gehe
jetzt zu Ende. Jedes Mal musste er mit der Rettung ins Krankenhaus
gebracht werden. Die ganze Situation war ihm sehr peinlich.
Er schilderte mir eine berufliche Überforderungssituation, der
Konkurrenzdruck im Arbeitsbereich würde immer stärker. Er
selbst sei eher ein weicher Mensch und habe nicht gelernt, so hart
zu sein, daher wäre es für ihn auch besonders schwer, sich in die-
sen Zeiten aggressiv durchzusetzen. Aufgrund der Lebenssitua-
tion müsse er sich jedoch stets beherrschen, immer eine Fassade
zur Schau tragen und dürfe nie Schwäche zeigen, selbst zu Hause
bei seiner Frau müsse er den Starken spielen. Sie würde überhaupt
kein Verständnis dafür haben, wenn er Schwäche zeigte, und sei
mit den zwei kleinen Kindern ohnehin beschäftigt, für seinen
Kummer und für seine Sorgen gäbe es keinen Platz. Das war also
die Ausgangssituation.

Sehr angenehm war, zu erkennen, dass Herr B. nach anfäng-
lichem Widerstand und Zögern durchaus bereit war, über seine
Sorgen zu reden. Ganz im Gegenteil, er war sehr froh, endlich
einen Gesprächspartner gefunden zu haben, zu dem er Vertrauen
haben und wo er seine Seele entlasten konnte. Das Vertrauen zu
finden, das Entlasten, das Befreien von Stauungsphänomenen ist
jedoch immer nur der erste Teil der Therapie. Der zweite Teil liegt
stets in der Aktivierung der eigenen, versorgenden, inneren An-
teile. Wie kann er besser mit sich umgehen? Wie kann er besser
Pausen machen, auf sich achten und zu seinem Lebensgenuss fin-
den, um sich auch in seinem versorgungsbedürftigen Anteil emo-
tional von seiner Frau unabhängig zu machen? Die Therapie war
schließlich dann auch ein voller Erfolg.

Ein solches Verständnis der psychodynamischen Faktoren und
ein Bearbeiten der Belastungssituation bringt oft schon in der
ersten Stunde so viel, dass der Teufelskreis von wiederholten
Schmerzen und anschließender ergebnisloser Durchuntersuchung
durchbrochen werden kann. Die direkte Abklärung sollte hier in
eine psychosomatische Beratung und in eine Kurzpsychotherapie
führen. Es gibt auch reaktive funktionelle Störungen, die als
Stresssymptom gesehen werden können und meistens relativ
rasch reversibel sind. Notwendig dazu sind eine Stressreduktion,
Pausen, Urlaub, geregelte Arbeitszeiten, Erholungsphasen und
das Beachten positiver Lebensinhalte.

Beispiel
Frau H. ist seit 25 Jahren mit ihrem Mann glücklich verheiratet.
Die Tochter und der Sohn studieren bereits, der Jüngste macht ge-
rade Matura und wird auch demnächst das Elternhaus verlassen.
Frau H. leidet seit einigen Monaten unter massiven Schwindel-
gefühlen, ist bereits von HNO-Seite, Neurologie, Orthopädie,
Physikalischer Medizin genauer abgeklärt und auch behandelt
worden, ohne dass die therapeutischen Bemühungen einen Erfolg

gebracht hätten. Schließlich wird sie dem psychiatrisch-psycho-
therapeutischen Konsiliardienst zugewiesen, und ich lerne sie
während eines stationären Aufenthalts in der HNO-Abteilung
kennen.
Das Erstgespräch war geprägt durch Aufklärung, wie ein psycho-
somatischer Ansatz bei ihrer Erkrankung helfen könnte bezie-
hungsweise wie ganz allgemein Psychosomatik zu verstehen ist.
Frau H. ist, wie viele Patientinnen und Patienten, sehr stark auf
ihr somatisches Symptom fixiert, mit Ängsten vor einem Gehirn-
tumor oder einer sonstigen schweren Erkrankung, die bis jetzt
noch nicht diagnostiziert wurde.
Erst der zweite Kontakt lässt ein psychotherapeutisches Handeln
zu. Mithilfe von Stühlen stellt Frau H. ihre Familie auf, wobei
klar wird, dass es sich um eine sehr harmonische Familie handelt,
mit großer Verbundenheit, Dankbarkeit der Kinder gegenüber
den Eltern sowie umgekehrt Freude und liebevoller Verbunden-
heit der Eltern gegenüber den Kindern. Der Mann ist sehr besorgt
um Frau H. und hat ebenso Angst davor, dass seine Frau schwer
krank sein könnte. Er sei in leitender Position eines Unter-
nehmens, müsse sehr viel arbeiten und sei dadurch relativ wenig
zu Hause. Im eigenen Eindoppeln kommen bei Frau H. eine tiefe
Unzufriedenheit und eine große Ambivalenz zum Tragen. Einer-
seits ist sie sehr stolz und glücklich über die Entwicklung der Kin-
der, über ihre wunderbare Ehe und das wunderschöne Haus, das
sie sehr liebevoll pflegt, andererseits fühlt sie eine große Unzufrie-
denheit, indem sie meint, dies könne doch nicht alles gewesen
sein, was ihr das Leben zu bieten habe.
Bei der Nachbesprechung ist sie selbst sehr erstaunt über ihre Un-
zufriedenheit, ein Bereich, der ihr bis dahin nicht in der Klarheit
bewusst gewesen ist. Ich erkläre ihr, dass Schwindelzustände oft
ein hohes Maß an Ambivalenz ausdrücken und dass das durchaus
der psychodynamische Hintergrund sein kann. In dieser Weise
lässt sich das Symptom auch sehr positiv sehen, im Sinne eines
Hinweises nämlich, und nicht nur als Bedrohung. Zusätzlich ver-

ordnete ich ihr ein angstlösendes Antidepressivum. Im Laufe der kommenden Wochen wird Frau H. selbst immer mehr davon überzeugt, dass die Erkenntnis richtig ist. Je mehr sie sich ihrer Sehnsucht bewusst wird und diese auch akzeptieren kann, ein intensives und buntes Leben zu führen, in dem ihre Bedürfnisse wieder zunehmend in den Mittelpunkt rücken, und nicht die Bedürfnisse der Kinder und des Mannes, und die Endzeitstimmung damit verfliegt, wird das Symptom Schwindel = Vertigo nicht mehr nötig und kann aufgegeben werden.

Schlafstörungen

Schlafstörungen sind ein weit verbreitetes Phänomen unserer Zeit, die wichtigste Ursache dafür dürfte die allgemeine Reizüberflutung sein. Bei stationären Aufnahmen ins Spital sind Schlafstörungen durch diesen zusätzlichen Stressor noch häufiger, in der Allgemeinbevölkerung leiden darunter etwa 20 Prozent. Im Wesentlichen handelt es sich bei Schlafstörungen um ein Ungleichgewicht der beiden Anteile des vegetativen Nervensystems. Der Sympathikus ist für Anspannung, Aufmerksamkeit und „Kampf" zuständig und bewirkt eine erhöhte Pulsfrequenz, Blutdrucksteigerung und Gefäßverengung, wodurch es zu kalten Händen und Füßen kommt. Der andere Teil des vegetativen Nervensystems, der Parasympathikus, führt zu einer Entspannung, er beruhigt den Herzschlag, senkt den Blutdruck, erweitert die Gefäße und regt die Verdauung an.

Da viele Erkrankungen wie Schilddrüsen- und Angststörungen oder Atemwegserkrankungen Schlafstörungen auslösen können, sollten Schlafprobleme medizinisch abgeklärt werden. Sind alle Krankheitsursachen ausgeschlossen, möchte ich Ihnen empfehlen, die Schlafstörung als Ausdruck dafür zu nehmen, dass der Parasympathikus nicht ausreichend aktiviert werden und die entsprechende Entspannung sich dadurch nicht einstellen kann.

Versuchen Sie, das Einschlafszenario genau zu beobachten und zu gestalten.

Um sich zu entspannen, ist eine Reihe von Maßnahmen erforderlich. Jeder braucht dazu Ruhe, das Gefühl der Geborgenheit, des Schutzes, der ausreichenden Wärme. Dazu sollten einige Überlegungen angestellt werden:

Ist es im Zimmer ausreichend ruhig oder sind Sie durch Lärmquellen wie Straßenverkehr oder Unruhe im Haus gestört? Sollte es eine Störquelle geben, müssen Sie aktiv gegensteuern. Versuchen Sie selbst, eine Lösung zu erarbeiten. Manche Menschen schlafen gerne mit Ohropax, um sich vor Lärm zu schützen, andere mit Musik, die den Hintergrundlärm neutralisieren kann und ein Gefühl von Vertrautheit und Versöhnlichkeit entstehen lässt. Wie ist die Lichtbeschaffenheit im Zimmer? Gibt es hier eine Störquelle? Scheint die Straßenbeleuchtung, eine Reklameschrift, ein Blinklicht etc. direkt ins Zimmer? Versuchen Sie zu erkennen, inwieweit es Sie stört, ob Sie das Zimmer abdunkeln können, wie finster Sie es brauchen oder ob Sie ein eigenes kleines Licht, das Ihnen wiederum das Gefühl von Selbstbestimmung und Geborgenheit vermittelt, haben möchten.

Wenden Sie sich nun Ihrem Bett zu. Achten Sie darauf, ob das Bett ausreichend lang, breit und hart oder weich ist und suchen Sie sich eine für Sie geeignete Matratze. Wichtig ist, dass Sie das Bett gestalten. Es sollte ein Ort der Geborgenheit und Entspannung sein und einen Nestcharakter haben, denn das Bett ist weit mehr als ein Funktionsmöbelstück. Gestalten Sie sich das Bett mit Kissen, Decken oder einer Nackenrolle. Beim Gedanken an Ihr Bett sollten Sie ein angenehmes Gefühl haben, es sollte Sie für die Nacht aufnehmen können und Ihnen einen angenehmen Schlaf schenken. Kinder haben zum Einschlafen gerne Teddybären oder andere Kuscheltiere und Schmusedecken, aber auch Erwachsenen empfehle ich, dieses Phänomen zu nützen, wobei durchaus Symbole ausreichend sein können (siehe Kapitel „Die Kuschelübung").

Die Raumtemperatur sollte stimmen. Es sollte nicht zu warm im Zimmer sein, aber auch nicht zu kalt. Beide Extreme sind unnötige Stressoren. Das subjektive Temperaturempfinden ist jedoch sehr unterschiedlich und so ist es wichtig, dass jeder seine eigene Schlaftemperatur findet. Entscheidend ist, dass Sie unter der Decke mit der Zeit eine wohlige Wärme empfinden können, ohne dass Sie zu schwitzen beginnen. Vor allem die Füße sollten angenehm warm werden, damit der Parasympathikus aktiviert wird. Oft ist es hilfreich, Socken anzuziehen.

Wie steht es um die Luftfeuchtigkeit? In unseren Breiten ist die Luft im Schlafzimmer oft zu trocken. Dagegen helfen Zimmerpflanzen, Feuchttücher auf der Heizung und Luftbefeuchter.

Wann essen Sie zum letzten Mal, bevor Sie am Abend ins Bett gehen? Vermeiden Sie auch hier Extreme. Ein voller Magen kann genauso wie ein leerer zu Schlafstörungen führen. Empfehlenswert ist ein beruhigender Tee mit Zucker oder Honig oder ein Glas warmer Honigmilch. Manchmal hilft auch ein Stück Schokolade oder ein Bonbon.

Haben Sie den richtigen Schlafanzug? Die Kleidung zum Schlafen sollte aus Naturfasern bestehen, weil Kunstfasern bei empfindlichen Menschen das vegetative Nervensystem irritieren können.

Ausschlaggebend ist, dass Sie das Bett als Ort der Geborgenheit, des Schutzes und der Wärme positiv besetzen können. Wenn Sie sich ins Bett legen, legen Sie sich am besten in Seitenlage mit leicht angezogenen Beinen. Decken Sie sich gut zu und beachten Sie, dass auch Ihre Füße unter der Decke und in die Geborgenheit mit einbezogen sind. Lassen Sie sich nicht ins Bett fallen, sondern legen Sie sich ins Bett hinein wie ein Kind, das die Geborgenheit genießt. Betrachten Sie das Bett als Nest, in das Sie sich hineinkuscheln. Beachten Sie Ihre Grenzen, achten Sie darauf, wie Sie mit Ihrer Körperseite auf dem Bett liegen, wie Sie sich getragen und gehalten fühlen und wie Ihre Wange und Ihr Kopf auf dem Kissen ruhen und dort Gemütlichkeit und einen Schutz gebenden

Schoß finden. Die Decke, die groß genug sein muss, spendet Wärme, Geborgenheit und Schutz. Versuchen Sie, aus diesen Kraftquellen, die Sie umgeben, aus dem Bett, dem Kopfkissen und der Decke Energie aufzunehmen und probieren Sie, diesen Energiefluss aktiv zu steuern. Sie sollen Ihre Energie nicht abgeben und in das Bett hinein verlieren, sondern Sie sollen Energie gewinnen und sich kompakt und behaglich fühlen.

Wenn Sie sich in Ihrer Haut wohl fühlen und Ihnen Gedanken durch den Kopf wandern, die sich nicht abstellen lassen, versuchen Sie, im Bauch einen warmen Punkt zu spüren. Er sollte in der Gegend des Sonnengeflechts sein, zwischen Brustbein und Nabel. Falls der warme Punkt nicht von selbst spürbar wird, können Sie Ihre Hand dorthin legen und so dem Wärmegefühl auf die Sprünge helfen. Auch eine angenehm temperierte Wärmflasche, die allerdings nicht zu heiß sein darf, könnte helfen. Konzentrieren Sie sich jetzt nur auf die Wärme, Sie werden sehen, dass die Konzentration darauf den Gedankenfluss verdrängt. Man kann nicht gleichzeitig denken oder grübeln und Wärme empfinden, denn das Wärmeempfinden ist in einem zentraleren Bereich des Gehirns angesiedelt und unterbindet das Grübeln. Wenn die Gedanken immer wieder zurückkommen, lassen Sie sich nicht irritieren, sondern kehren Sie immer wieder zum Wärmepunkt zurück, so lange, bis der Parasympathikus die Umschaltung ermöglicht und Sie einschlafen können (siehe Kapitel „Die Kuschelübung").

Medikamente: Als Einschlafhilfe sollte in erster Linie ein pflanzliches Medikament gewählt werden. Baldriandragees oder Tropfen aus Melisse, Kamille, Passionsblume etc. können hier unterstützend wirken, probieren Sie diese aus. Bringen jene pflanzlichen Mittel nicht den gewünschten Erfolg, ist es wesentlich empfehlenswerter, statt Schlaftabletten schlaffördernde Medikamente aus der Gruppe der Antidepressiva einzunehmen. Denn Schlaftabletten könnten zur Gewöhnung und Abhängigkeit führen und setzen auch nicht an jener Stelle an, die für das Ungleichgewicht verantwortlich ist. Für kurze Zeit in Phasen einer besonderen Belastung und um den Fehlerkreis zu durchbrechen, ist jedoch auch gegen diese Medikamente nichts einzuwenden. Denn der Teufelskreis besteht darin, dass die Betroffenen Angst vor der Schlaflosigkeit entwickeln. Diese Angst schaltet wiederum den Sympathikus ein und die Chance, einzuschlafen, wird noch geringer. Außerdem gesellt sich noch das nächtliche Grübeln dazu, die Angst vor dem nächsten Tag, vor der Tagesmüdigkeit, vor Erkrankungen oder vor einer schweren psychischen Störung können die Nacht zu einer Zeit der Qual werden lassen.

Bitte steuern Sie aktiv gegen und nehmen Sie die Schlafstörung als das, was sie ist: als Turbulenz im Nervensystem und als Symptom, das ein vertrauensvolles Gespräch mit einem Arzt fordert, der beruhigend wirken und eventuell notwendige körperliche Untersuchungen in die Wege leiten kann. Und vergessen Sie nicht: Antidepressiva führen nicht zur Gewöhnung und Abhängigkeit!

Die Sexualstörungen des Mannes

Erektile Dysfunktion

Die Erektionsschwierigkeit besteht darin, dass der Blutzustrom im Schwellkörper des Penis nicht gestaut werden kann. Die Erektion ist ein Vorgang, der stark von Gefühlen, Fantasien, Gerüchen und Berührungen gesteuert wird. Die Schwierigkeit, ein steifes Glied beim Liebesakt zu entwickeln, stellt ein großes Thema in der heutigen Zeit dar. Zeitungen machen immer häufiger mit Leitartikeln wie „Die Männer werden schlapp" aufmerksam und tatsächlich nimmt dieses Problem zu.

Um den Hintergründen auf die Spur zu kommen, bedarf es einer vielschichtigen Analyse. Auf der einen Seite ist die Rollenverteilung zwischen den Geschlechtern einem rasanten Wandel unterzogen. Männer können sich nur noch schwer auf die früher übliche Position des „starken Geschlechts" zurückziehen. Sie werden zunehmend von den Frauen gefordert, sie müssen auch im Haushalt ihren Beitrag leisten und bei der Kindererziehung helfen. Die Frau gestaltet das Berufsleben immer mehr mit und kann in Spitzenpositionen zur Vorgesetzten des Mannes werden. Das alles bringt die alten Strukturen ins Wanken und kann Männer verunsichern. Daher ist es für Männer wichtig, sich eine eigene Position zu erarbeiten, sich seiner selbst sicher zu sein und dies nicht nur, weil man dem starken Geschlecht angehört.

Um sich seiner selbst in der Sexualität sicher zu sein, muss man vernünftig und einfühlsam darüber reden können. Damit können Irritationen, was alles beim oder durch den Geschlechtsverkehr passieren kann, minimiert werden. Zu diesem Gespräch gehört auch, dass klar wird, dass es in der Liebe und Sexualität nicht um eine Leistungsdemonstration geht, sondern um Begegnung, darum, den anderen zu suchen, ihn verstehen zu lernen, ihn begreifen zu lernen und ihn zu genießen. Damit wird auch der eventuell lauernden Selbstunsicherheit gegengesteuert. Es ist eine neue Chance, durch einen neuen Menschen zu einer neuen Erkenntnis über sich selbst zu finden und sich selbst neu genießen zu können. Durch das Vertrauen auf die Begegnung können Ängste abgebaut werden. Das führt zu einer Sicherheit, die man sowohl in sich selbst als auch im Partner findet. Die Erektion ist nicht gleichzusetzen mit Liebesfähigkeit. Das Erfassen des anderen, der Hautkontakt, die Zärtlichkeit können eine neue Bedeutung gewinnen.

In unserer stressreichen Zeit müssen wir allerdings die erektile Dysfunktion auch in Zusammenhang mit dem Neurotransmittersystem sehen. Bei Überforderung, Erschöpfung und chronischem Disstress kommt es zu einem Serotoninmangel. Und ein Symptom dieses Serotoninmangels ist die sexuelle Funktionsstörung, zusätzlich lässt die sexuelle Lust meist schon im Vorfeld nach. Auch hier können Serotonin-Wiederaufnahmehemmer sehr gute Dienste leisten. Dazu ist die Beratung durch einen erfahrenen Arzt notwendig, da einige Serotonin-Wiederaufnahmehemmer sexuelle Funktionsstörungen auslösen oder verstärken können.

Die sexuelle Funktionsfähigkeit ist ein sehr sensibler Indikator für das psychosomatische Wohlbefinden. Störungen in diesem Bereich können als Warnlämpchen gedeutet werden: Irgendetwas ist nicht in Ordnung. Es lohnt sich, das Warnsignal ernst zu nehmen. Sowohl körperliche Erkrankungen als auch psychische Überlastung können Gründe für sexuelle Funktionsstörungen sein. Eine Eigenanalyse ist notwendig. Warum leuchtet dieses Lämpchen? Möglichkeiten, wie Sie wieder ins seelische Gleichgewicht kommen können, sind in diesem Buch aufgezählt. Manchmal wird jedoch auch ein offenes Gespräch mit dem behandelnden Arzt erforderlich sein.

Die Sexualstörungen der Frau

Bei der weiblichen Sexualität treten vor allem im Lustempfinden und bei der Orgasmusfähigkeit Probleme auf. Auch das hat einerseits seine Wurzeln im zunehmenden täglichen Stress. Die Stresshormone sind direkte Gegenspieler zu den Sexual- und Lusthormonen. Natürlich kann die Ursache auch in einem Konflikt mit dem Partner liegen, in einem erlittenen Missbrauch und anderen Ursachen, die mit einem Psychotherapeuten erkundet werden können. Andererseits ist ein großer Faktor in der mangelnden Selbstliebe, in der mangelnden Harmonie mit dem „inneren Liebhaber", aber auch in der Begegnungsfähigkeit mit dem anderen zu finden. Hier ist der Mann gefordert, auf die Wünsche und Bedürfnisse seiner Partnerin einzugehen und Freude dabei zu empfinden, zu erkunden, was sie genießen kann und was ihr unangenehm ist, und ihr auch dazu zu verhelfen, dass Liebe und Sexualität für sie beide erfüllend werden.

In der Sexualität können wir alle psychosomatischen Entwicklungsstufen in rascher Abfolge erleben oder auch beobachten. So wie in der menschlichen Entwicklung zuerst die Haut und der Mund von vorrangiger Bedeutung sind, so stehen auch in der körperlichen Liebe und Begegnung die Berührung, das Streicheln und das Küssen zuerst im Vordergrund. Dazu ist es aber notwendig, dass Männer sich auf diese frühe Begegnungsform einlassen und sie nicht als kindlich oder kindisch abtun. Sexualität hat mit Suchen und Finden zu tun und dazu gehört ein langsamer Beginn. „Harter Sex" ist eine Spielvariante zwischen Menschen, die sich das so ausmachen, für die meisten Frauen ist das aber eine große Überforderung, die sie sich nicht aufzwingen lassen sollten. Männer müssen erst wieder zu einer erfüllten Form der Begegnung finden und sind anfangs auch verunsichert, was das eigentlich bedeutet.

Dass es auch um ganz andere Themen gehen kann, zeigt folgende Geschichte:
Eine junge Frau wurde von der Gynäkologie der Psychosomatik wegen eines unerfüllten Kinderwunsches zugewiesen. Sie erzählt mir, dass von gynäkologischer Seite und auch in Bezug auf ihren Mann von andrologischer Seite alles abgeklärt worden sei. Verschiedenste medikamentöse Versuche hätten keine positive Wirkung gehabt. Die junge Frau wirkte lebenslustig und nach dem Erstgespräch hatte ich keine Hypothese, wo das Problem liegen könnte. Ich bot ihr eine psychodramatische Möglichkeit an. Sie solle sich überlegen, welche Organe in ihrem Körper mit der Gebärmutter sprechen. Sie wählte das Gehirn im Gespräch mit der Gebärmutter. Ich selbst hatte als Szene die Gebärmutter, die Eierstöcke, die Eileiter und das gesprungene Ei in meiner Vorstellung und einen Dialog, wie sich die Samenzellen, die in den Eileitern hinaufwandern, mit der Eizelle und der Gebärmutter unterhalten. Interessanterweise kam es zu einer völlig anderen Darstellung des Themas: Das Gehirn begann die Gebärmutter und die Geschlechtsorgane, die Scheide als unmoralisches Pack und als Hurengesindel zu beschimpfen.
Auch die junge Frau war in der Nachbesprechung über den Inhalt des Spiels überrascht und betroffen.

162

Es kam zu einer Themenerweiterung durch Wiedererleben von Szenen, in denen die Mutter mit der jungen hübschen Tochter rivalisierte, sie beschimpfte, ihr das Leben schwer machte. Obwohl diese Szenen einer fernen Vergangenheit angehörten, waren sie auf der psychischen Bühne aktuell und aktiv und wirkten sich destruktiv auf die psychosomatische Gesundheit aus. Durch die Psychotherapie gelang es, diese destruktiven Blockaden aufzulösen. Kurze Zeit später bekam die junge Frau ihr erstes Kind.

Schmerzsyndrome

Viele Menschen werden heute von den verschiedensten Schmerzsyndromen geplagt. Was aber kann der Einzelne selbst dagegen tun? Auch hier ist es möglich, mit dem Symptom in einen Dialog zu treten. Dazu wird dem Symptom ein Platz, ein Stuhl eingerichtet. Das schafft eine klare Trennung zwischen dem Symptomschmerz und dem Betroffenen als Träger dieses Symptoms. Das Unangenehmste an einem Schmerz ist, wenn man von ihm überschwemmt wird. Die Trennung vom Schmerz ist ein wesentliches Ziel in der Schmerztherapie. Nicht der Schmerz hat mich im Griff, sondern ich kann mich vom Schmerz distanzieren, ich kann mich mit ihm unterhalten, ich kann mich von ihm trennen.

Gleichzeitig ergeben sich mehrere Zwischenziele, die in der Schmerztherapie von Bedeutung sind: Sie bestehen darin, die Ursache des Schmerzes zu erkennen, den symbolischen Gehalt des Schmerzes zu verstehen, den Sinn des Schmerzes nachvollziehen zu können. Auch hier ist es nicht immer leicht, die Betroffenen zu einem Rollentausch mit dem Symptom zu motivieren. Es gibt mehrere Möglichkeiten, die man ausprobieren kann. Im Erkennen des gefühlsmäßigen Hintergrundes des Schmerzes lassen sich biografische Szenen und Folgen nachstellen.

Beispiel

Eine ungefähr 60-jährige Patientin leidet unter massiven Rücken-schmerzen. Von neurologischer Seite sind diese abgeklärt worden. Eine organische Ursache konnte ausgeschlossen werden. Schmerz-stillende Medikamente brachten nicht den gewünschten Erfolg.

Sie erzählte, dass der Schmerz begonnen hat, nachdem sie ihrer Schwester bei der Gartenarbeit geholfen habe. Im näheren Be-fassen mit dem Schmerz, wobei Frau M. von mir gefragt wurde, welche Gefühle in dem Schmerz steckten, bemerkte sie, dass Wut, Ärger und Kränkung mit dem Schmerz verbunden wären. Die dazugehörigen Szenen schildert Frau M. folgendermaßen: Ihre Schwester wisse, dass sie Schmerzen habe, es sei ihr jedoch noch nicht eingefallen, sie zu fragen, wie es ihr gehe. Dabei habe sie sich praktisch für die Schwester geopfert.

In der Folge schildert Frau M. viele Szenen, in denen ihre Schwes-ter bevorzugt worden sei. Sie selbst als Ältere habe immer die Ver-nünftige sein müssen. Durch die Verknüpfung mit den dahinter-liegenden Szenen, die die Ursache für die Gefühle und damit die Verspannungen beziehungsweise die Schmerzen waren, konnte der emotionale Stau langsam aufgelöst und folglich eine mus-kuläre Entspannung möglich gemacht werden.

Tinnitus

Ungefähr fünf Prozent der europäischen Bevölkerung leiden un-ter Tinnitus, das heißt andauernden Ohrgeräuschen. Man unter-scheidet einen akuten und einen chronischen Tinnitus. Der akute Tinnitus hat meist einen Auslöser wie ein Knalltrauma oder eine psychophysische Überforderung. Sind die Betroffenen durch das Tagesgeschehen vom Tinnitus abgelenkt, so empfinden sie das Ohrgeräusch meist weniger laut. Sehr unangenehm wird es aber in der abendlichen Stille oder beim Schlafengehen: Einschlaf-schwierigkeiten sind die Folge.

Interessant ist, wie unterschiedlich Menschen mit der Belastung durch das Ohrgeräusch umgehen. Es gibt Betroffene, die sich richtiggehend in das Geräusch verbeißen, die immer wieder kontrollieren, ob es noch da ist und ob es leiser oder lauter wird. Anderen hingegen gelingt es, das Geräusch zu ignorieren. Der akute Tinnitus muss vom HNO-Spezialisten abgeklärt und gegebenenfalls medikamentös behandelt werden.

Von psychiatrischer Seite her sollten beruhigende Antidepressiva den Tinnitus so weit distanzieren können, dass ein Ein- und Durchschlafen möglich ist. Dadurch wird der Teufelskreis durchbrochen. Die Betroffenen fürchten sich schon oft vor dem Zubettgehen davor, dass dann der Tinnitus seine volle, quälende Lautstärke entwickelt und ein Schlafen unmöglich wird. Mit der Gewissheit des Einschlafens ist ein großer Stressor und Verstärker des Tinnitus gebannt. Durch psychologische Hilfe sollte eine bessere Distanzierung vom Ohrgeräusch erlernt werden.

Aus psychodynamischer Sicht steht die Fähigkeit, sich besser abgrenzen zu können, im Vordergrund. Das bedeutet auf der inneren Bühne, innerhalb der eigenen Grenzen und des eigenen Gartens zu neuer Kraft, Entspannung, Erholung und zur Selbstliebe zu finden, sich von einer belastenden Umwelt abzugrenzen und das Außen zu ignorieren (siehe Kapitel „Mangelnde Abgrenzung").

Ich habe viele Lehrer mit Tinnitus behandelt. Bei diesem Beruf ist es ein besonderes Kunststück, bei sich selbst zu bleiben und trotzdem den Schülern etwas mitgeben und vermitteln zu können. Allzu leicht ist das Gleichgewicht zwischen Geben und Nehmen gestört und oft sind es die Engagiertesten, die nach einigen Jahren dieses Ungleichgewicht bei sich selbst bemerken müssen.

Unterbauchschmerzen

Unterbauchschmerzen sind ein Leiden, das relativ viele Frauen kennen. Im Vordergrund steht die organische Abklärung: Dazu gehört eine gynäkologische und eine urologische Untersuchung sowie eine orthopädische Abklärung. Gleichzeitig sollte jedoch auch ein psychosomatisches Gespräch geführt werden. Im Sinne eines Vertrauensbildungsprozesses, eines Kennenlernens der Patientin und eines langsamen Erfassens ihrer Nöte und Sorgen kann der psychische Hintergrund der Schmerzen geklärt werden. Dazu ist es notwendig, die Schmerzen verstehen zu lernen. Und das ist die größte Hürde: ein Schmerzsymptom, unter dem man leidet, nicht beseitigen zu lassen, sondern es verstehen zu lernen. Oft sind erst ein jahrelanger Leidensdruck und viele erfolglose medizinische Behandlungen erforderlich, bis sich die Betroffenen auch auf eine psychosomatische Betrachtungsweise einlassen können. Zuerst steht das gemeinsame Verstehen im Vordergrund. Wenn die Schmerzen Ausdruck einer Depression sind, dann sind die Schmerzen auch wie eine Depression zu behandeln (siehe Kapitel „Die Depression").

Auf dieser Achse bestehen sehr gute Heilungsaussichten. Aber auch viele andere Themen können den Hintergrund der Schmerzen bilden: eine Angsterkrankung oder ein Partnerkonflikt, die Sehnsucht nach Geborgenheit oder einfach eine Überforderung. Auch die Angst vor einer Schwangerschaft, Unfruchtbarkeit oder Karzinomerkrankung, ein erlittener Missbrauch, Schläge, finanzielle Nöte und Fragen der weiblichen Identität können mit Unterbauchschmerzen verknüpft sein. Die Gründe sind so vielschichtig, dass nur eine gemeinsame Abklärung mit einem „Psycho"-Spezialisten eine Klärung und eine Besserung herbeiführt.

Eine Untersuchung am St.-Johanns-Spital in Salzburg, bei der 220 Patientinnen genau organisch untersucht wurden, hat ergeben, dass bei etwa 50 Prozent der Patientinnen keine organische Störung nachgewiesen werden konnte. Nur 27 Prozent der Frauen wurde eine psychologisch-psychotherapeutische Abklärung angeboten, sechs Prozent davon haben diese Hilfestellung abgelehnt. Daraus kann man mehreres schließen:
1.) dass ein großer Teil von Patientinnen mit Unterbauchbeschwerden an Störungen leidet, die nicht organisch erklärbar sind;

2.) dass sowohl die Patientinnen als auch die abklärenden Ärzte auf der organischen Schiene bleiben, das heißt, die Ärzte weisen nicht zu und die Patientinnen möchten nicht zu einer psychologisch-psychotherapeutischen Abklärung geschickt werden;

3.) dass der psychodynamische Anteil ausgeklammert wird, obwohl dieser, wie diese Untersuchung ebenfalls zeigt, einen wesentlichen Hintergrund der Beschwerden darstellt. Hier sind wir wieder mitten in der Not der Psychosomatik, die Haare könnten einem zu Berge stehen.

Beispiel
Eine 34-jährige Frau sucht mich in der Psychosomatischen Ambulanz auf. Sie leidet seit Jahren an Unterbauchschmerzen. Schmerzbehandlungen, krampflösende Medikamente, Hormongaben und andere medizinische Interventionen hatten nicht den gewünschten Erfolg gebracht. Nach einer Reihe von Zwischenblutungen hatte sie sich entschlossen, sich die Gebärmutter entfernen zu lassen. Aber auch durch diesen Eingriff konnte keine Veränderung der Schmerzen erreicht werden.
Sie erzählte mir, dass sie zwei Kinder habe. Eines sei in Kroatien, von wo sie mit ihrem Mann vor vielen Jahren nach Österreich gekommen war. Sie habe große Sehnsucht nach ihrem Sohn, könne ihn jedoch nicht in Österreich aufziehen, da sie zu wenig Zeit für ihn habe. Alles sei aufs Geldverdienen ausgerichtet, sie und ihr Mann wollten ihren Kindern später eine gute Startbasis liefern. Ihr Mann sei sehr tüchtig und auch liebevoll. Er arbeite in einer Firma als Facharbeiter und müsse nach der Arbeit noch Freunden beim Hausbauen oder bei Autoreparaturen helfen, weil er so geschickt sei. Sie sei als Hilfsarbeiterin in einer Fabrik tätig und habe wenige Freunde. Nach der Arbeit sei sie mit ihrer Tochter beschäftigt, die sich gut entwickle. Ansonsten sei sie in ihren Aktivitäten stark eingeschränkt durch die Bauchschmerzen, die ein normales Leben praktisch unmöglich machten.

Frau R. wirkte auf mich nicht depressiv, trotzdem einigten wir uns auf ein antidepressives Medikament, damit sie in der Nacht schlafen konnte, und gleichzeitig erklärte ich ihr, dass Antidepressiva oft eine sehr gute Schmerzwirkung haben, was sich auch bestätigte.

In den weiteren Gesprächen stellte sich heraus, dass sie sich eigentlich ein anderes Leben wünschte. Sie hatte große Sehnsucht nach ihrem Mann, den sie liebte, er aber hatte viel zu wenig Zeit für sie und wollte Sex, während sie zuerst seine Nähe wiederfinden wollte. Daraus entstand ein für sie unlösbarer Konflikt. Da ihr Mann so tüchtig war und sie ihn liebte, wollte sie den Sex nicht verweigern, hatte aber so große Schmerzen dabei, dass sie diese Form der Nähe nicht genießen konnte. Im Gespräch mit ihrem Mann stellte sich heraus, dass er überfordert war. Nach einem operierten Bandscheibenvorfall musste auch er mit Schmerzen leben. Im gemeinsamen Überlegen des Lebensplanes glaubten zuerst beide, auf dieser Schiene weitermachen zu müssen. Erst auf meine Intervention, dass offenbar auch andere Wünsche und Sehnsüchte im Raum stünden, und mit einem Kunstgriff, indem ich mir schildern ließ, wie sich die beiden kennengelernt hatten, wurde ihnen einiges klar. Als sie über die gemeinsame Zeit der Verliebtheit und ihre früheren Pläne sprachen, zeigte sich, dass sie zwar ihr Ziel unbeirrt im Auge behalten hatten, aber dass ihre Beziehung zueinander gar nicht mehr dem entsprach, was sie sich früher gewünscht hatten. Durch gemeinsames Reden über ihre Wünsche und durch ein Hinterfragen zumindest der Geschwindigkeit, mit der sie ihre Ziele erreichen wollten, wurde eine langsame gemeinsame Korrektur möglich.

Die Zähne

Die Zähne geben weit mehr Aufschluss über die psychische Befindlichkeit eines Menschen, als allgemein angenommen wird, und die Psychosomatik hält langsam in der Zahnheilkunde ihren

Einzug. Ein Zahnarzt sieht sofort den Pflegezustand der Zähne. Nach der psychosomatischen Betrachtungsweise kann man darauf schließen, wie gut der Betroffene auf sich selbst und in diesem Fall auf seine Zähne achten kann.

Dieser Anteil im Menschen, der gelernt hat, für sich selbst zu sorgen, auf sich selbst zu achten, kann nicht hoch genug eingeschätzt werden und er kommt selbst bei Menschen oft zu kurz, die eine sehr schöne Kindheit gehabt haben. Es ist eine hohe Kunst in der Kindererziehung, diese Anteile zu fördern. Sie müssen auch regelrecht durchdiskutiert werden, da es für die Kinder klar werden muss, dass sie nicht für den Vater oder die Mutter die Zähne putzen, sondern dass es sich dabei um eine grundsätzliche Fähigkeit handelt, die langsam wachsen muss: für sich selbst sorgen, auf sich und seine Gesundheit achten zu können.

Zahnstellung und Zahnabrieb lassen weitere Rückschlüsse zu. Viele Menschen reagieren auf Stress mit einem nächtlichen Zusammenpressen der Zähne oder mit Zähneknirschen. Das führt auf Dauer zu Zahnschmelzverlust, Zahnlockerungen und zum Wandern der Zähne, besonders wenn auch noch die Zunge Druck ausübt. Das chronische Knirschen oder Pressen belastet das Kiefergelenk und auch dort können dann Abnützungserscheinungen, Schmerzen und Funktionsstörungen auftreten.

Beispiel

Von einem befreundeten Zahnarzt wurde mir ein Jurist zugewiesen. Er erzählte, dass er in letzter Zeit unter den Belastungen des Alltags litt. Er konnte nur schlecht einschlafen, grübelte und in der Nacht gingen ihm tausend Sachen durch den Kopf. Selbst tagsüber knirschte er immer wieder mit den Zähnen, und das so laut, dass es ihm sehr unangenehm war, da er glaubte, alle im Verhandlungssaal müssten es hören. Seine Frau bestätigte, dass er auch in der Nacht laut mit den Zähnen knirschte. Trotz einer gewissen Besserung durch eine Aufbissschiene registrierte sie, dass weiterhin viele Kräfte im Kiefer ihres Mannes umgesetzt wurden.

Die Lebensgeschichte brachte keine besonderen Daten. Der Mann hatte sowohl vom Vater als auch von einer sehr kontrollierenden Mutter eine strenge Erziehung erhalten. Seine Berufslaufbahn war erfolgreich, er hatte zwei Kinder und führte an sich eine glückliche Ehe. Eine direkte Erklärung, warum das Knirschen zu diesem Zeitpunkt einsetzte, konnte nicht gefunden werden.

Da mein Vorschlag, eine medikamentöse Behandlung einzusetzen – ich hätte ein beruhigendes, spannungs- und angstlösendes Antidepressivum abends gegen die Schlafstörungen und das Grübeln verschrieben –, auf absolute Ablehnung stieß, vereinbarten wir wöchentliche psychotherapeutische Sitzungen, in denen wir uns mit den Grübelinhalten vor dem Einschlafen beschäftigten. Das Mitteilen der Sorgen um die Kinder, die auch nach seiner eigenen Einschätzung keinen realistischen Hintergrund hatten, brachte eine gewisse Entlastung. Entscheidend war die Erkenntnis, dass jeder Mensch in sich sorgenvolle und ängstliche Anteile hat und dass diese Anteile auf der inneren Bühne einen tröstenden und beruhigenden Gegenpart benötigen. So haben wir die „Kuschelübung" des nächsten Kapitels umfunktioniert und die Schlafstörungen wurden zunehmend besser.

Als nächster Schritt war entscheidend, dass Herr S. erkannte, dass er in den letzten Jahren hauptsächlich als Jurist und als vernünftiger verantwortungsvoller Mensch agierte. Die Lebensfreude, das innere Kind war zu kurz gekommen. Wir versuchten neben der bestimmenden strengen Erziehung auch lustige Kindheitserinnerungen wachzurufen und die jugendlichen Bewegungsmuster nachzuempfinden. Durch eine Wiese zu hüpfen und Sonne und Natur zu genießen, entspricht natürlich nicht einem 55-jährigen erfolgreichen Juristen, befreit jedoch ungemein. Ich setze auch gerne Bilder aus diversen Illustrierten ein, um diese Bereiche der Seele wieder wachzukitzeln.

Als nächstes Thema bearbeiteten wir die „innere Liebhaberin".
Da er in einem Alter war, in dem sich die Aufregungen des Ehelebens schon beruhigt und abgekühlt hatten, war es wichtig, dass

er eine positive Grundeinstellung zu sich als Mann und attrakti-
vem Mitmenschen finden konnte. Das bedeutet nicht, dass ich ihn
dazu ermutigte, eine neue Frau oder Geliebte zu suchen, sondern
dass es von großer Wichtigkeit ist, dass er Freude mit sich selbst
hat und sich lebendig und aufregend findet. So verschwand das
Knirschen nach einigen Monaten.
Die Psychotherapie dauerte länger, da Herr S. erkannte, dass das
Knirschen nur ein Symptom für einen dahinterliegenden Themen-
komplex war. Außerdem fand er selbst Gefallen daran, sich mit
dem Seelischen auseinanderzusetzen. „Zähne zusammenbeißen
und durch" ist der Spruch, der den Urreflex, der sich hinter dem
Pressen und Knirschen verbirgt, am besten beschreibt. Es ist ein
archaischer Kampf- und Schutzreflex.
Die Kunst des Psychotherapeuten besteht darin, den innerseeli-
schen Kampfschauplatz um befriedigende Szenen zu erweitern.
Es ist Gott sei Dank nicht alles im Leben ein Kampf, auch wenn
wir dazu neigen, alle Freuden dem Leistungsdiktat unterzuordnen.

Dritter Teil

Bilder zur Struktur der Seele

Ein wesentlicher Punkt ist die Betonung des Phänomens der „Ur-eichung". Ureichung bedeutet, dass die Menschen sowohl ein körperliches als auch ein seelisches „Programm" von Natur aus mitbekommen haben. Diese verleiht ihnen zum Beispiel Lebendigkeit. Sie beginnen sich umzudrehen, zu sitzen, zu stehen und zu laufen, sind neugierig und möchten die Welt erfassen und erkennen. Sie haben andererseits eine psychosomatische Vorstellung, wie eine gute Mutter, ein guter Vater, gute Bezugspersonen sein sollen, damit sie glücklich sein können. Sie können zu den Japanern gehen, zu den Schwarzafrikanern, den Europäern oder Amerikanern, überall besteht dieselbe Meinung darüber, was eine gute Mutter oder ein solcher Vater ist.

Das weiß der Mensch. Das muss er nicht lernen. Und das weiß er auch, wenn er gar nicht so nette Eltern gehabt hat, weil er vielleicht in schwierigen familiären Verhältnissen aufgewachsen ist.

Er vergleicht nämlich seine Mutter und seinen Vater mit den Ureltern, mit diesen archetypischen Bildern, die er in sich hat, und kann diese Bilder auch durch das Leben tragen, selbst wenn er sehr viel Schmerz und Leid erfährt. Das heißt, ein Mensch, der so viele unangenehme Erlebnisse in seiner Kindheit hatte, ist nicht unbedingt dazu verurteilt, dass er diese dann weitergeben muss. Unmittelbar damit verbunden ist die Sehnsucht, die sich mit der Vorstellung der guten Mutter und des guten Vaters verbindet.

Der Mensch ist in sehr positiver Weise angelegt. Es sind positive Szenen, die den Menschen von Geburt an beschäftigen und die zur Erfüllung drängen. Er möchte geliebt werden, er möchte beachtet werden, er möchte gestreichelt werden, er will, dass man mit ihm spielt.

Die Wahrnehmung dieser Urbotschaften der Rollen, die wir durch die Natur eingesetzt bekommen haben, das Erfassen der Sehnsucht nach Liebe, Aufmerksamkeit, Schutz und das Trainieren der dazugehörigen versorgenden Rollen, wie sie in den folgenden Übungen vermittelt werden, ermöglichen die Eröffnung einer neuen Dimension. Wir können mit der Zeit erkennen, wie unabhängig wir im Grunde sind, wenn wir zu einem positiven Dialog mit diesen archaischen positiven Rollen finden, der dann so viel Kraft gibt, dass wir den Stürmen der äußeren Einflüsse standhalten können. Gleichzeitig leuchtet die Botschaft auf: Wir dürfen glücklich sein, wir dürfen eine glückliche Seele haben.

Wir bauen unseren Seelengarten und unser Seelenhaus nach den Urbauplänen neu.

Zu Beginn sollen Ihnen Bilder helfen, einen besseren Zugang zu und ein besseres Verständnis für Ihre Seele zu finden.

Der Seelengarten

Wir gehen von Bildern aus, die jeder Mensch aus dem täglichen Leben kennt: Betrachten Sie Ihre Seele als Garten. Wie der Garten, braucht auch Ihre Seele Pflege, Aufmerksamkeit, Überlegungen, wie Sie ihn gestalten wollen. Wird ein Garten nicht beachtet, nicht gepflegt und geschützt, verwildert er und ist den Unbilden des Wetters ausgesetzt. Die Pflanzen werden vom Unkraut überwuchert, bei Trockenheit verdörren die Blumen, es wird ein Garten entstehen, in dem ein Wohlbefinden nicht möglich ist.

Ähnlich verhält es sich mit der Seele. Wir sollten uns bemühen, ein Bild davon zu bekommen, was wir brauchen, um uns in unserem Seelengarten wohl zu fühlen. Überlegen Sie, was Ihr innerer Garten benötigt, damit die inneren Blumen blühen können und genügend Kraft und Gesundheit vorhanden sind. Gestalten Sie Ihren inneren Garten so, wie Sie ihn brauchen.

Was sind Kraftquellen, was ist Seelennahrung, was bedeutet innerer Sonnenschein, Wärme, Geborgenheit, Blühen und Gedeihen? In der Psychotraumatologie kennen wir den Begriff des „inneren Wohlfühlortes". Dieser Ort sollte in den inneren Garten integriert werden. Er sollte eine Möglichkeit zum Krafttanken, zum Wohlfühlen, zum Entspannen und zur Lebensfreude bieten.

Sie können den Seelengarten als Intimsphäre bezeichnen, also einen Bereich, den Sie geschützt wissen wollen, in den Sie nur Menschen einlassen, von denen Sie auch wollen, dass sie hereinkommen. Der Seelengarten ist folglich Ihr ureigenstes Gebiet. Sie dürfen den Seelengarten genau so anlegen, dass Sie sich darin wohl fühlen: geborgen, entspannt, fröhlich und zufrieden. Sie dürfen sich ein Biotop schaffen, eine Hollywoodschaukel aufstellen, wunderschöne Wiesen und Beete gestalten. Sie dürfen sich jedoch auch einen Meeresstrand mit Palmen vorstellen, Sie dürfen sich Ihren Seelengarten genau so einrichten, wie Sie es sich wünschen.

In diesem Bild sind wieder wichtige Botschaften enthalten:
1.) Ich kann in mir einen Bereich schaffen, in dem es mir gut geht. In der Traumatherapie nennen wir ihn den sicheren Ort oder den Wohlfühlort.
2.) Sie haben es in der Hand, den Seelengarten selbst zu gestalten, und niemand anderer ist dafür zuständig oder verantwortlich. Sie brauchen also keinen Schuldigen zu suchen oder zu finden, sondern versuchen, sich unabhängig, autonom zu machen.
3.) Sie dürfen sich selbst so sehr verwöhnen, wie Sie nur wollen. Den Fantasien sind keine Grenzen gesetzt.

Das zweite wichtige Detail am Bild des Gartens ist der Zaun. In unserer Welt ist es wichtig, dass man sich vor Übergriffen schützt. Es ist erforderlich, dass der andere nicht in Ihren Seelengarten eindringen, Ihre Blumen niedertreten oder sonst einen Flurschaden verursachen kann. In einem Umfeld, das sich nicht immer liebevoll, fürsorglich und rücksichtsvoll verhält, ist es notwendig, Zäune (Abgrenzungen) zu schaffen, die erlauben, dass nur jene Menschen und Erlebnisse Zugang erhalten, die man auch hineinlassen möchte. Nur so wird es möglich, ein Gefühl zu bekommen, dass man sich in seiner Haut – und die Haut ist auch das Grenzorgan – wohl fühlen kann.

Sie müssen das Recht auf Grenze in sich spüren und den anderen vorerst einmal außerhalb Ihres Seelengartens lassen, und zwar so lange, bis eine vertrauensvolle Beziehung besteht und Sie ihn aktiv einlassen wollen. Sie sollen sich natürlich nicht in Ihrem Seelengarten verbarrikadieren und einbunkern, sondern kommunikationsfähig nach außen bleiben. Sie sollen sich Ihre Grenze, Ihren Zaun, Ihre Hecke oder was auch immer so gestalten, dass Sie sich wohl fühlen. Dies ist durchaus auch veränderbar, so wie Sie Ihren Seelengarten auch jeweils verändern können, nämlich immer so, dass Sie sich darin wohl fühlen. Der Zaun und die Hecke dürfen so hoch sein, dass der andere gar nicht hineinsehen kann. Beide können aber auch so niedrig sein, dass der andere von der Schönheit dieses Gartens angelockt wird und eingelassen werden möchte. Wichtig ist jedoch, dass Sie selbst bestimmen, wer wie nahe kommen darf und ob Sie sich durch die Möglichkeit, dass andere über Ihre Hecke blicken können, unwohl fühlen oder nicht.

Wir hören sehr viel von Mobbing, von Menschen, denen von außen Belastungen, Abwertungen, Kränkungen in ihren Seelengarten hineingetragen werden: Menschen, die durch den Seelengarten marschieren und die Blumen zertreten. Es ist jedoch eine Tatsache, dass sich die äußere Bühne, also das, was sich außerhalb des Seelengartens abspielt, oft tatsächlich nicht verändern lässt. Das ist so in unserer Gesellschaft. Wir können, wenn wir in einem System arbeiten, Mitarbeiter, aber auch Vorgesetzte kaum verändern. Wir können aber darauf achten, was sich für unseren Schutz tun lässt. Wir können uns fragen: „Wie muss mein Zaun, meine Hecke aussehen, wie muss mein Schutz beschaffen sein, damit diese Personen nicht mehr durch meinen Seelengarten trampeln können?"

Wir müssen akzeptieren, dass es destruktive Menschen gibt, aber lernen, diese aus einer geschützten Distanz zu betrachten. Das ist ein ganz wesentlicher Teil, wenn man unter der Umwelt leidet. Da helfen natürlich Mitgefühl, Verständnis und Trost. Es nützt auch, wenn man einen Schulterschluss macht mit dem anderen, der einem zustimmt und sagt, dass das wirklich ungerecht und tatsächlich eine Schweinerei ist. Den Schutz wird man dadurch jedoch nicht aufbauen. Man wird merken, dass man jemanden hat, der zu mir steht und mich versteht, der meine Meinung teilt. Wenn man dann wieder in das System zurückkehrt, ist man gleich wieder verletzt und gekränkt, weil man nicht gelernt hat, den Schutz aufzubauen. Dieser Aspekt rückt in der Psychotherapie immer mehr in den Vordergrund: „Was kann ich tun, um mich zu schützen, und was kann ich tun, dass ich mich in meiner Haut gut fühle?" Es ist also notwendig, zu reflektieren und zu erkennen, dass die Psyche – und somit die psychische Gesundheit – gestaltet, gesteuert, gehegt und gepflegt werden kann, dass wir also nicht ohnmächtig und willenlos Ereignissen ausgeliefert sind, sondern dass wir, so wie wir auf unseren Körper achten müssen, auch auf die Psyche achten können und sollen.

Ein wesentlicher Aspekt für psychische Gesundheit ist die Fähigkeit, zwischen innerer und äußerer Bühne, zwischen Innen- und Außenwelt trennen zu können. Die Innenwelt ist ein Garten, für den jeder selbst zuständig sein muss. Der eigene Gärtner sein heißt, sich selbst zu versorgen, sich Schutz und Lob zu geben, aber auch Ansporn zu leisten.

Es gibt Menschen, die auf der inneren Bühne diese Eigenschaften in sich vereinen, die jedoch große Schwierigkeiten bei der Abgrenzung haben, die Autonomie für sich in den Vordergrund zu rücken und den andern auch auf seine Autonomie zurückzuweisen. Oft sind Grenzüberschreitungen mit Autoritätsverhältnissen verbunden, mit den Beziehungen zu den Eltern, zu Vorgesetzten, zu Behörden. Lassen Sie sich durch Autoritäten nicht verunsichern. Wenn diese grenzüberschreitend sind, müssen Sie sich vor diesen genauso schützen wie vor allen anderen.

Die Innenwelt zu schützen, das Gute hereinzulassen und das Destruktive auszuschließen, gehört zu den wichtigsten Fähigkeiten des Menschen. Gegen Regen schützen wir uns durch Schirme, gegen Hagel durch Dächer und so wie Unwetter zum Leben dazugehören, gehört das Verletzende, das Kränkende, das Zerstörerische zur Welt.

Deutlich sichtbar und spürbar ist auch hier wieder die positive Bedeutung und Wichtigkeit der Aggression. Ein Mensch hat auch die Aufgabe, sich selbst zu versorgen und sich zu verteidigen. Je abwertender, bedrohlicher und aggressiver die Umwelt ist, umso klarer muss er selbst seinen Standpunkt und damit seine Grenzen wahren. Positiv aggressive Anteile zählen genauso zum Menschen wie liebevolle. Ohne ein gesundes Maß an Aggressivität ist auch die vorher beschriebene Fähigkeit zur Abgrenzung nicht möglich. Aber positive Aggressivität bedeutet mehr als Abgrenzung. Sie ist auch Gestaltungsfähigkeit der Umwelt.

Natürlich erfordert auch ein innerer Garten etwas Zeit. Sie müssen ihn täglich neu begehen. Das ist die wahre Kunst: Ständig auch ein wenig im eigenen Garten zu sein, auch wenn es auf der äußeren Bühne turbulent zugeht.

Das Seelenhaus

In der Mitte Ihres Seelengartens steht Ihr Seelenhaus. Die Seele des Menschen ist so aufgebaut wie ein Haus. So, wie beim Hausbau klar ist, dass selbstverständlich zuerst der Keller, das Fundament gebaut werden und dieser Teil stabil sein muss, um weitere Bauschritte einzuleiten, so ist auch in der menschlichen Seele zu beachten, welche Strukturen in der Basis gefestigt sein müssen, um weitere Schritte vornehmen zu können. Dies ist oft ein wichtiger Fehler im Umgang – durchaus auch im therapeutischen Umgang – mit Menschen, dass versucht wird, das Gebäude im ersten Stock zu beginnen und man sich wundert, wenn der Erfolg ausbleibt.

Das Fundament des Seelenhauses sollte Themen wie Vertrauen, Geborgenheit, Schutz, Wahrgenommensein, Geliebtsein, leistungsunabhängige Liebe oder gute Versorgung in sich vereinen. Ganz unten gehört immer das Gefühl, gespürt, erfasst zu werden, mit anderen verbunden sein zu können, die eigenen Bedürfnisse richtig beantwortet zu bekommen. Es sind urkindliche und urelterliche Rollen, die miteinander korrespondieren. Aber auch frühe Abgrenzungswünsche, die Frühformen der Aggression im positiven Sinn, sollen hier einen gesicherten Platz haben. Das Kind benötigt Schutz, Geborgenheit, Wärme, Grenzen und Versorgung. Die Ureltern werden genau diese Bedürfnisse erfassen und stillen.

Die frühesten Botschaften lauten: „Du bist willkommen, ich freue mich auf dich, ich schütze dich. Ich liebe dich, ohne dass du eine Leistung erbringen musst. Ich sorge für dich, ich wärme dich. Ich nehme dich, deine Bedürfnisse wahr, ohne dass du sprechen kannst. Ich gebe dir auch die Möglichkeit, deine Wut zu zeigen, wenn dir etwas nicht passt oder wenn ich dich nicht verstehe." Es entsteht daraus das Urvertrauen zu anderen Menschen, das Gefühl der frühesten Geborgenheit, der Entspannung, des Loslassenkönnens.

Parallel dazu baut sich das Körperschema auf: Dazu gehört, sich in seinem Körper, in seiner Haut wohl zu fühlen, ferner das Strampeln, Sitzen und Krabbeln, das Jauchzen und Herumwerfen, das Hopper-Reiter-Spielen oder das Verlangen, in die Luft geworfen werden zu wollen, nicht zuletzt die Selbsterfahrung im Krabbeln, später im Gehen und Laufen. Ein gesundes Gefühl zu sich, nämlich zu seiner körperlichen Integrität, ist von entscheidender Bedeutung und muss immer wieder beachtet werden. Deshalb sind Trainings des Körperschemas regelmäßige gewohnte Abläufe, die so sicher machen und stärken. Hierzu zählen das Laufen, das Langlaufen und das Schwimmen, auf der psychischen Ebene die Geborgenheit und das Urvertrauen, auf der körperlichen Ebene die Entspannung einerseits und das zunehmende Erkennen der körperlichen Fähigkeiten andererseits.

Wir leben in einer Leistungsgesellschaft, in der die Leistung sehr hoch geschrieben ist. In dem Bereich des Fundaments hat die leistungsabhängige Liebe nichts verloren. Da wird der Mensch wirklich in seiner Unverwechselbarkeit und in seiner Besonderheit geliebt und nicht deswegen, weil er gute Noten hat, oder weil er viel verdient, oder weil er besonders schön aussieht. Die Fähigkeit, Vertrauen zu haben, sich wohl zu fühlen, sich spüren zu können, Geborgenheit und Grenzen zu finden und versorgt zu werden, bildet die Basis; jene sich selbst versorgen zu können, zu halten, zu achten und zu lieben, stellt das Erdgeschoss dar.

Die soziale Ebene ist die nächste Etage in unserem Seelenhaus und bedeutet ein tiefes Verbundenseinkönnen mit dem anderen: das Gefühl, gespürt, erfasst zu werden, die eigenen Bedürfnisse richtig beantwortet zu bekommen und umgekehrt den anderen zu spüren, seine Sehnsucht ausdrücken, das Gegenüber auch zum Versorgen anregen und anleiten zu können. Es ist ja ganz unwahrscheinlich, wie Babys ihre Mütter oder auch Väter zu komplexen Handlungen motivieren können. Dieses Gefühl, den anderen steuern zu können, eine Macht über ihn zu haben, die einem nicht verübelt wird, und gleichzeitig die Grenzen des anderen zu spüren, zu erfahren, wo die Überforderung beginnt und welche Dinge nicht möglich sind.

Die soziale Ebene heißt auch, mit dem anderen richtig umgehen zu können: „Was du nicht willst, das man dir tut, das füg auch keinem andern zu." Wir müssen lernen, miteinander gut auszukommen, aber genauso, mit den Mitmenschen gerecht und fürsorglich umzugehen. Doch es ist nur zu gut verständlich, dass dies bloß funktionieren kann, wenn wir uns selbst ausreichend geliebt fühlen.

Wenn im Fundament ein Defizit entstanden ist, zum Beispiel im Sinne von schlechten Erfahrungen in der Kindheit, sind diese Kinder gereizter. Sie pflegen einen ganz anderen Umgang mit den anderen, schlagen mehr, sind egoistischer, nehmen Dinge weg und sind einfach schwieriger. In der unteren Etage ist es notwendig, dass eine Nachreifung ermöglicht wird. Eine gute Kindergärtnerin wird das natürlich auch wahrnehmen und dem Rechnung tragen.

Und vergessen Sie nicht, es ist nie zu spät. Dieses Nachbauen des Seelenhauses ist immer möglich.

Es gibt glückliche Menschen, die liebevolle Eltern gehabt haben. Es gibt weniger glückliche, die nicht so liebevolle Eltern gehabt haben. Um den Bereich der Selbstbeelterung (vgl. Schiff, Welch) kommen wir alle nicht umhin. Wir müssen alle lernen, liebevolle mütterliche und väterliche Instanzen in uns aufzubauen, die uns beschützen und begleiten, uns zur Seite stehen und den Rücken freihalten. Viele Menschen trauern ein Leben lang um ihre Eltern, die verstorben sind, andere bleiben lange Zeit von den Eltern abhängig, suchen bis ins hohe Alter deren Lob, Anerkennung und Liebe zu erheischen. Zu einer gesunden seelischen Entwicklung gehört dazu, dass wir die eigenen liebevollen Elterninstanzen in uns finden, aufbauen und so von den leiblichen Eltern unabhängig werden. Viele Menschen haben diesen Schritt der Selbstbeelterung nicht gemacht und bleiben damit ewig abhängig. Die Unabhängigkeit ist aber notwendig, um den Eltern einerseits verzeihen zu können, wenn sie sich nicht so verhalten haben, wie sich liebevolle Eltern verhalten sollten, und um andererseits für uns selbst gut Sorge tragen zu können, aber auch, dass wir in die Lage kommen können, die Eltern zu versorgen, wenn sie alt und gebrechlich werden.

Die nächste Ebene ist die Leistungsetage. Ohne Leistungsbereitschaft und Leistungsfähigkeit werden wir uns besonders in unserer heutigen Leistungsgesellschaft nicht zurechtfinden. Leistung ist notwendig, Leistung ist wichtig. Leistung erbringen erfordert jedoch immer auch eine gute Beachtung und Pflege der zugrunde liegenden Strukturen. Dies versuche ich immer den Eltern „schwieriger" Kinder näher zu bringen. Zuerst kommt die Beziehung, dann die Erziehung, dann die Leistung. Damit wird man dem Problem am ehesten gerecht werden können.

Wenn die untere Etage aber schwer gestört ist und die obere Etage der Leistung zu stark forciert wird, beginnt das ganze Haus brüchig zu werden. Diese Phänomene sehen wir oft in den Rehabilitationseinrichtungen. Wenn die untere Etage nicht ausreichend nachgereift ist, dann ist das Erreichen der Leistung kaum möglich, weil die Betroffenen einfach etwas anderes brauchen. Sie benötigen zuerst dieses Verbundensein, Verständnis, Liebe und Geborgenheit und fühlen sich gekränkt, wenn sie eine Leistung erbringen müssen. Aber nicht deswegen, weil sie faul sind, sondern weil sie eben ein ganz anderes Bedürfnis haben, das zuerst gestillt sein muss.

Das nächste Stockwerk im Seelenhaus umfasst das Wissen, die Erfahrung, die Zusammenschau und die Erkenntnis. Dieser Bereich zieht sich zwar im Hintergrund auch durch die anderen Etagen, benötigt jedoch ganz klar eine Basis, um Festigkeit zu erlangen.

Das Dach, aber nicht nur das Dach des Seelenhauses, bildet die transzendentale Dimension.

Schon Säuglinge vermitteln, dass sie von irgendwo gekommen und auf der Erde gelandet sind. Ganz langsam finden sie sich erst zurecht, und mit gar nicht so viel Einbildungskraft können wir das Unendliche und den Kosmos in ihnen erkennen. Der Jahrmillionenweg beginnt sich auf wahrscheinlich einige wenige Jahrzehnte zu konzentrieren.

Es erscheint mir von großer Wichtigkeit, das Transzendentale viel mehr in unsere Gesellschaft zu integrieren. Die transzendentale Dimension spielt in der psychischen Entwicklung des Menschen eine zentrale Rolle. Beim Erwachsenen wird die Transzendenz eher der Religion, der Ethik und dem Sinn des Lebens zugeordnet. Wenn wir uns auf die Transzendenz einlassen, fällt es uns wesentlich leichter, sich im Leben zu orientieren. Nebensächlichkeiten verlieren an Bedeutung. Éric-Emmanuel Schmitt lässt in seinem Buch „Das Evangelium nach Pilatus" Claudia, die Frau von Pilatus, sagen: „Ich möchte daran glauben, dass Güte Gewicht hat, dass die Liebe den Sieg über die Vorurteile davontragen muss, dass wir dem Reichtum nicht nachlaufen müssen, dass die Welt einen Sinn hat und wir vor dem Tod keine Angst zu haben brauchen." Die Beantwortung dieser Hoffnung liegt in der Transzendenz.

Als Dachetage ist die göttliche Dimension insofern gedacht, als es sich dabei um die Reflexionsbasis handelt. Wenn die anderen Ebenen gut abgesichert und stabil sind, ist es notwendig, die ganze Existenz noch einmal unter der kosmischen, transzendentalen und göttlichen Dimension zu überlegen oder auch zu erfühlen.

Übungen zum Aufbau des Seelenhauses

Das Wissen um den Aufbau des Seelengartens und des Seelenhauses ist eins. Wissen ist jedoch eindimensional. Wissen und Vergessen sind Geschwister. Damit Sie eine fundierte Sicherheit bekommen, ist es geboten, einige Übungen zur Festigung dieses Wissens und zur Festigung Ihres Seelenhauses zu trainieren. In der heutigen Projektplanung gehört die Nachhaltigkeit zum zentralen Anliegen. Es soll das, was an Projekten umgesetzt wird, eine länger dauernde, nachhaltige Wirkung haben.

Nehmen Sie sich Zeit, um die folgenden Übungen der Reihe nach auszuprobieren. Wenn Sie mit Freude erkennen, dass Sie die eine oder andere Übung ohnehin schon praktizieren, ohne dass Sie jemand dazu angeleitet hat, genießen Sie es und gehen zur nächsten Übung. Sie sind damit auf dem richtigen Weg.

Diese Übungen sind von der Natur abgeschaut und mit den Erkenntnissen verschiedener Psychotherapieschulen, wie Psychodrama, Psychoanalyse oder Transaktionsanalyse, verknüpft. Wir haben alle diese Programme in uns und sind mithilfe dieser Übungen in der Lage, unsere Ureichung zu verstärken, zu festigen und die in Vergessenheit geratenen Teile wiederzuerwecken und aus dem Dornröschenschlaf wach zu küssen.

Diese Übungen sind insofern von großer Wichtigkeit, weil Sie damit Ihr Seelenhaus von Grund auf neu festigen können. Es ist nicht notwendig, sich auf gute Erfahrungen in der Vergangenheit zu beziehen, sondern es werden angeborene archaische Rollenmuster wieder belebt und trainiert, die in allen Ebenen des Seelenhauses zu Stabilität und Lebensfreude führen sollen. Das hat natürlich nichts mit einem mechanistischen Prinzip wie beim Hausbau zu tun, sondern hier kommt das Gärtnerprinzip zur Wirkung. Die Dinge müssen wachsen, gedeihen, stark werden und wie eine Fremdsprache erlernt werden.

Das Ziel ist durch Texte, Bücher oder Kassetten vorgegeben, bis eine Sprache beherrscht wird, dauert es jedoch viel länger. Haben Sie also Geduld mit sich, erwarten Sie nicht, dass Sie die Übungen gleich beherrschen, und nicht einmal, dass Sie gleich einen Zugang zu diesen Übungen haben. Setzen Sie sich bitte in Ruhe mit den Übungen auseinander, versuchen Sie zu verstehen, worum es geht und was mit diesen Übungen gemeint ist. Gehen Sie bitte mit Offenheit an die Sache heran und begegnen Sie ihr nicht sofort mit Ablehnung oder Abwertung. Es sind zwar bekannte Übungen, die aber trainiert werden müssen, um eine positive Entwicklung zu ermöglichen. Wenn Ihnen Teile der Übungen nicht zusagen und Sie sie abwandeln möchten, so tun Sie das. Die Übungen sollen als Anregung für die Gestaltung des Seelenhauses verstanden werden, und wie auch ein Haus individuell verschieden gebaut wird, so sollen auch Seelenhäuser verschieden geplant werden.

Das Wichtigste bei diesen Übungen ist das ganzkörperliche Fühlen. Auf diese Grundhaltung möchte ich besonders hinweisen, da Sie durch die unterschiedlichen Übungen in diesem Buch in die Lage versetzt werden, sich ganzkörperlich wohler zu fühlen. Dies ist der große Unterschied zu den Ansätzen von Dale Carnegie und Joseph Murphy und anderen Vertretern der Schule des positiven Denkens. Richtig angewendet, ist das positive Denken sicher zu empfehlen. Ein Zuwachs an Optimismus, positiver Gestaltungskraft und Zuversicht wird mit Sicherheit vermittelt. Auch gegen positive Botschaften und die Verbesserung der Kommunikation ist nichts einzuwenden, und sich von Angst, Grübelei und unnötiger Aufregung zu befreien, ist nur empfehlenswert. Das positive Denken wirkt sich auch auf die Kommunikation mit den anderen Menschen positiv aus, schließt jedoch zu wenig den Körper, das ganzkörperliche Wohlfühlen ein.

Das positive Denken ist vorwiegend ein intellektueller, kognitiver und geistiger Vorgang, der sich im Gehirn physiologisch vorwiegend auf die Großhirnrinde auswirkt, beim ganzkörperlichen Empfinden jedoch auch archaischere Gehirnanteile, das limbische System mit dem Mandelkern (Rüegg 2001) positiv aktiviert werden können, die für das Fühlen zuständig sind. Die Botschaft lautet also nicht „Denke positiv", sondern „Fühle und denke positiv" als gesamtkörperlicher Vorgang. Damit wird nicht nur den Erkenntnissen der Psychotherapie – sowohl der Psychoanalyse, der Psychodramatherapie als auch der Verhaltenstherapie –, sondern auch den neuen Erkenntnissen aus der Hirnforschung Rechnung getragen. Die meisten Prozesse laufen unbewusst ab und beeinflussen so das Verhalten, das vegetative Nervensystem und über diesen Weg die Organfunktionen. Genau diese unbewussten Prozesse gilt es zu gestalten, positiv zu verändern – durch Botschaften, die zum Teil direkt an das Organ gerichtet sind.

Mithilfe der Intermediärobjekte, die ich Ihnen vorstellen werde, sei es das Kissen, die Decke, das Bett, das Wasser, die Sonne, ist es möglich, positive Umwelten zu benützen, um ein ganzkörperliches Wohlbefinden zu erzeugen, wodurch die Gefahr geringer wird, dass man geneigt ist, das Positive zu verwerfen. Viele Menschen empfinden eine Abwehr und eine Abscheu gegenüber der Botschaft „Denke positiv", weil sie zu Recht fühlen, dass es nichts Positives zu denken gibt. Im Besinnen auf die Ureichung des Menschen und die Besinnung auf Urkategorien wie Wärme, Schutz und Geborgenheit, die man sich nicht selbst vermitteln muss, sondern die über Hilfsmittel wie Decke oder Kissen vermittelt werden, ist es etwas leichter, auf einen grünen Zweig zu kommen.

Das Schöne an diesem Konzept ist, dass man sich nach Herzenslust verwöhnen kann und dass man absolut unabhängig von der Zuwendung von anderen ist. Die Zeiten der Kindheit sind vorbei, das innere Kind braucht jedoch weiterhin Geborgenheit, Schutz und Zuwendung, die es im Erwachsenenalter von niemandem in ausreichendem Maß bekommen wird. Niemand – kein Partner, kein Freund und auch kein Psychotherapeut – wird in der Lage sein, diese Szene suffizient zu ersetzen. Es ist ein ganzkörperliches Erfühlen, das notwendig ist, um sich in seiner Haut wohl zu fühlen und glücklich zu sein.

Das Fundament, der Keller, die Basis

Das Fundament des Seelenhauses sollte Themen wie Ruhe, Geborgenheit, Schutz, Wahrgenommensein, Geliebtsein, leistungsunabhängige Liebe, gute Versorgung, aber auch die Betonung der Grenze durchaus als Ausdruck der frühen positiven Aggression in sich vereinen. In der Basis, im Keller, im Fundament sind also sowohl urkindliche als auch urelterliche Rollen aktiv. Das Kind benötigt Schutz, Geborgenheit, Wärme, Grenzen und Versorgung und die Ureltern werden genau diese Bedürfnisse erfassen und stillen.

Gerade dieses Versorgen und Versorgtwerden funktioniert in Zeiten von psychosomatischen Krisen nicht. Schlafstörungen, Depressionen, Ängste, Schwächegefühl, Verzweiflung können die Folge sein. Ich schlage Ihnen folgende Übung vor:

Die Kuschelübung

Diese Übung nützt eine Zeit, mit der wir tagtäglich konfrontiert sind. Jeder Mensch muss schlafen. Zum Schlafen gehen wir normalerweise ins Bett und dieses Bett enthält nun Symbole, die Urkraft spenden können.

Die meisten Menschen können ihr Bett noch als Rückzugsmöglichkeit akzeptieren. Wenn die Welt schon angsteinflößend, überfordernd und bedrohlich ist, so ist doch immerhin das Bett ein Ort, an dem man sich verstecken, die Decke über den Kopf ziehen und im Rückzug verharren kann. Selbst für Menschen mit schweren Depressionen ist das Bett ein wichtiges Bezugsobjekt, wenn auch meist mit Schuldgefühlen beladen, da ständig die Forderung kommt: „Steh doch auf, tu doch etwas, lass dich nicht so gehen." Versuchen Sie, das Bett für sich zu gestalten und so zu verändern, dass Sie einen Bezug dazu haben, so wie ein Nest, das Sie für sich bauen. Suchen Sie sich irgendetwas, mit dem Sie Ihr Bett verschönern können, zum Beispiel Kissen, Decken und vielleicht auch Kuscheltiere, lassen Sie Ihren Fantasien und Bedürfnissen freien Lauf und gestalten Sie sich Ihr Bett so, dass Sie sich wohl fühlen.

Jedes Bett besteht aus drei Urelementen: dem Bett als Träger (eher mit väterlichen Botschaften verbunden), dem Kissen als Beschützer des Kopfes (eher mit mütterlichen Botschaften verbunden), der Decke als beschützende und wärmende Instanz des Körpers.

Probieren Sie folgende Übung:
Sie legen sich in das Bett und versuchen, zu den genannten drei Urelementen Kontakt aufzunehmen. Sie spüren das Bett unter sich: stabil, tragend, verlässlich. Es ist vorhanden, wenn Sie einschlafen, und es ist vorhanden, wenn Sie aufwachen. Es ist auch vorhanden, wenn Sie in der Nacht vorübergehend wach werden. Es sollen eher väterliche Urbotschaften sein, die Sie empfinden und wahrnehmen. Es ist stabil und verlässlich. Betonen und erfühlen Sie jedoch auch die Grenze, die Berührungspunkte zwischen sich und dem Bett. Zuerst fühlt es sich vielleicht hart und kalt an, um dann mit der Zeit wärmer und vertrauter zu werden. Es trägt Sie nun, gibt Ihnen Kraft und Stabilität, Sie müssen sich diese nur über die Grenze hinweg holen. So können Sie die Kraft und Stabilität richtig ansaugen.

Nehmen Sie dann Kontakt zu Ihrem Kopfkissen auf. Dieses ist weich, es stützt Ihren Kopf, wärmt die Wange, bietet Geborgenheit, ist willig, lässt sich verformen, nach dieser und jener Seite stopfen, ein zweites Kissen bietet sich vielleicht zum Kuscheln an. Auch hier müssen Sie Ihre Grenze betonen. Ihre Wange ist in den ersten Sekunden, nachdem Sie Ihren Kopf hineingelegt haben, wärmer als das Kissen. Es ist kühl und Sie spüren es. Erst nach einer gewissen Zeit wird es wärmer und Sie können jetzt die ausstrahlende Wärme genießen.

Nehmen Sie jetzt Kontakt zur Decke auf. Die Decke gibt Schutz und Geborgenheit, sie wärmt bedingungslos. Sie stellt keine Anforderungen, sie ist einfach da. Sie tröstet und beruhigt. Kuscheln Sie sich hinein. Spüren Sie das Nest, spüren Sie die Wärme und saugen Sie alles in sich auf. Lassen Sie sich dabei nicht ins Bett hineinfallen, weil Sie dadurch eher Ihre Energie verlieren. Konzentrieren Sie sich auf sich selbst, auf Ihren Kern und auf Ihre Haut. Die Haut soll die Urelemente rund um sich spüren und wahrnehmen: das Bett, das Kopfkissen, die Decke. Achten Sie bitte auf den Energiefluss. Er soll nicht von Ihnen in das Bett hineinsacken, sondern Sie sollen sich die positive Energie aus dem Bett, aus dem Kissen und aus der Decke ansaugen. Mit einiger Übung werden Sie das Gefühl von Wärme, Geborgenheit, Sättigung in sich spüren und auch wesentlich entspannter einschlafen können. Gefühle von Verzweiflung, Trauer, Depression und Schlaflosigkeit können mit dieser Übung in guter Weise gelindert werden. Seien Sie bitte geduldig zu sich, denn so einfach die Übung klingen mag, weil ja ohnehin jeder jeden Tag in seinem Bett mit Kissen und Decke schläft, so erstrebenswert ist es, den Dialog mit dem Du zu lernen und über das Spüren zu Energie und Kraft zu gelangen.

Wenn Sie geübt sind und sich wirklich gut im Bett wohl fühlen können (am besten liegen Sie normalerweise auf der Seite mit angezogenen Beinen, also richtig hineingekuschelt), so versuchen Sie den zweiten Teil dieser Übung. Der erste Teil verstärkt die kindlichen Rollen. Das Kind in Ihnen soll sich geborgen, behütet, gewärmt, beschützt, verstanden, aufgehoben fühlen. Es soll aus diesem Gefühl heraus Lebensfreude und Lebensmut entwickeln, Neugier und Aufgeschlossenheit.

Der zweite Teil der Übung stärkt nun die elterlichen Anteile in Ihnen. Versuchen Sie sich in das Bett hineinzudenken, und wenn Sie sich nicht zu komisch vorkommen, dann knien Sie sich neben das Bett und sprechen Sie die Urbotschaften, die das Bett dem Kind vermittelt: „Ich trage dich, ich halte dich, ich bin für dich da. Ich trage dich gerne, du bist mir nicht zu schwer. Ich bin verlässlich, ich bin auch morgen noch da, wenn du aufwachst. Mir ist wichtig, dass es dir gut geht und dass du gut schlafen, dich entspannen, neue Kraft gewinnen kannst und schön träumst. Ich bin stabil und stark …"

Es sind eher väterliche Urbotschaften, die jeder von uns tief im Inneren seiner Seele braucht, um gesichert leben zu können.

Wenden Sie sich nun bitte dem Kopfkissen zu. Das Kissen spricht: „Schlafe ruhig, bei mir kannst du dich entspannen. Ich achte auf dich, ich bin nur für dich da, du bist mir wichtig. Ich wärme deine Wange, ich schenke dir schöne Träume. Ich gebe dir Geborgenheit, ohne etwas von dir zu fordern, du kannst dich bei mir hineinkuscheln und deine Sorgen vergessen. Ich möchte, dass du dich gut erholst, Kraft gewinnst und gut schlafen kannst. Ich gebe dir Schutz und Geborgenheit." Das Kopfkissen ist wie ein Schoß, konzentrieren Sie sich auf die Botschaften dieses mütterlichen Symbols.

Trost und Zuspruch sind unerlässlich, besonders in Zeiten psychischer Krisen. Aber nicht nur dann. Jeder sollte diese Möglichkeit in sich tragen und diesen Dialog mit sich selbst beherrschen. Widmen Sie sich jetzt bitte der Decke. In der Psychodramatherapie – einer Psychotherapieform – werden Sie jetzt eingeladen werden, einen Rollenwechsel zu machen. Sie sind jetzt die Decke und sprechen: „Ich schütze dich, ich wärme dich, ich mache es dir gemütlich, ich gebe dir Kraft und Geborgenheit."

Wie wichtig diese Funktion der Decke ist, merken Sie spätestens dann, wenn Sie sich ohne Decke auf das Bett legen. Sie werden sehen, um wie viel ungeschützter und kälter nicht nur das körperliche, sondern auch das seelische Gefühl ist.

Interessant ist auch die sprachliche Formulierung. Mit einer Decke sagen wir „Ich gehe in das Bett" und drücken damit schon aus, dass das Bett eine Höhle, ein Schutzraum, ein Nest sein muss. Ohne Decke sagen wir „Ich lege mich auf das Bett" und zeigen auch damit, dass etwas Wesentliches fehlt.

Diese Übung ist die Basisübung des Seelenhauses. Sie signalisiert nicht nur Schutz, Geborgenheit und Wärme, sondern auch Angenommensein, die prinzipielle Akzeptanz und eine Bestätigung, dass die Tatsache der Existenz in Ordnung ist. Dies ist nämlich gar nicht so selbstverständlich. Viele Menschen tragen in sich die prinzipielle Unsicherheit, ob sie überhaupt existieren dürfen. Bei ihnen konnte sich nie die Gewissheit festigen, dass ihr Leben gewollt, erwünscht ist und mit Freude begleitet wird.

Ist diese Ungewissheit zu groß, bedarf es wieder einer Unterstützung von außen, einer psychotherapeutischen Hilfe. Diese Übungen können jedoch helfen, prinzipiell vorhandene Urgefühle zu verstärken und damit für das eigene Wohlbefinden nützlich zu sein.

Sie müssen nicht mehr so versagend sein, wie Sie vielleicht Ihre frühen Begegnungen mit Ihrer Mutter oder Ihrem Vater in Erinnerung haben und wie Sie jetzt vielleicht erkennen können, wie streng und wenig versorgend Sie bis jetzt selbst mit sich umgegangen sind.

Von besonderer Wichtigkeit ist auch hier, dass Sie das Gärtnerprinzip beachten. Das Erlernen dieser Übungen funktioniert nicht nach dem mechanistischen Prinzip. Die Durchführung der Übungen bedeutet noch nicht automatisch, dass sich auch die Gefühle einstellen. Oft ist monatelanges Lernen notwendig, das in drei Phasen abläuft.

Die erste Phase ist das Erlernen, sich selbst, sich in seiner Haut zu spüren, seinen Kern und die Berührung zu Bett, Decke und Kissen zu empfinden und das Gefühl zu bekommen, dass man Energie ansaugt und sich wohl fühlt. Die zweite Phase besteht darin, dass Sie die Botschaften von Bett, Decke und Kissen hören, um mit den Urbotschaften wie Vertrauen können, Sicherheit, Wahrgenommensein, Wichtigkeit, Schutz und Geborgenheit angereichert zu werden. In diesen ersten beiden Phasen der Übung werden die sehnsüchtigen defizitären Rollen befriedigt. Die dritte Phase der Übung stärkt die inneren versorgenden, schützenden und fürsorglichen Anteile.

Menschen, die negative Erfahrungen mit ihren Eltern gemacht haben, geraten oft in Konflikt mit diesen Erlebnissen. Versuchen Sie bitte, so gut es geht, die Eltern zu entschuldigen. Das Leben kennt viele verschiedene Arten von Müttern und Vätern. Sie können überfordert, gereizt, depressiv, alkoholkrank sein und diese Eltern können Ihnen vielleicht tatsächlich das bisherige Leben zur Hölle gemacht haben. Jeder Mensch braucht jedoch liebevolle Elterninstanzen in sich, und aufgrund der Ureichung haben Sie diese Instanzen von Geburt an als festes Programm in sich selbst gespeichert. Die Entscheidung liegt also darin, ob wir (vielleicht für immer) an diesen negativen Erfahrungen festhalten, sie ständig wiederholen, oder ob es uns gelingt, die Schwächen der Eltern als Spielformen der Natur zu sehen und uns viel stärker auf unsere eigenen liebevollen elterlichen Urinstanzen beziehen können.

Ich habe im Laufe meiner beruflichen Erfahrung viele Menschen erlebt, die, obwohl ihre Eltern sehr krank, oft grausam, unerbittlich und ungerecht waren, sich davon distanzieren konnten und zu dem Entschluss gekommen sind: „So wie mein Vater zu mir war, möchte ich nie zu meinen Kindern sein." Oft ist es jedoch leichter, zu seinen Kindern ein liebevoller Vater oder eine liebevolle Mutter zu sein, als zu lernen, für sich selbst ebenfalls ein liebevoller Vater und eine liebevolle Mutter zu werden. Dazu soll Ihnen diese Übung nützlich sein, damit Sie die negativen Botschaften, die Sie in sich gespeichert haben („Das wirst du nie lernen", „Du bist zu ungeschickt", „Wie komme ich nur zu so einem Sohn?" und so weiter), vergessen, sich davon distanzieren und als Programm löschen.

Die Begegnung mit sich selbst

Die nächste Etage Ihres Seelenhauses ist die Begegnung mit sich selbst.

Jeder Mensch redet mit sich selbst. Das wird Ihnen vielleicht abwegig vorkommen, ist jedoch eine Tatsache. Besonders in Stresssituationen, wenn man etwas falsch gemacht hat und selbst unzufrieden ist, dringt das normalerweise unbewusst ablaufende Gespräch an die Oberfläche, und zwar meist in Form von Selbstvorwürfen oder Beschimpfungen: „Was hast du denn da schon wieder gemacht?", „Bist du dumm", „Das hast du nötig gehabt, was bist du doch für ein Idiot!", „Hättest du das nicht besser machen können?", Wer hat dir das angeschafft?" und so fort.

Versuchen Sie bewusst, sich selbst positive Botschaften zu vermitteln. Wenn Sie zum Beispiel bei Rot vor der Kreuzung stehen oder im Stau stecken, nützen Sie die Zeit und beruhigen Sie sich selbst. Sonst sind wir alle zu sehr gefährdet, eine Ärgerlawine loszutreten, die von den „blöden" anderen Autofahrern oder der Verkehrspolitik über jene Menschen, die Schuld haben, dass wir zu spät losgefahren sind, bis zum Ärger über uns selbst reichen kann. Loben Sie sich und holen Sie alle Dinge hervor, die Sie gut gemacht haben, damit Sie mit sich selbst zufrieden sein können. Gestehen Sie sich Anerkennung und Liebe zu, zeigen Sie, dass Sie sich über sich selbst freuen. Nur so sind innere Heiterkeit, Fröhlichkeit, Zufriedenheit und Gesundheit erreichbar.

Die Übung mit dem Spiegel

Als Nächstes möchte ich Ihnen die Übung mit dem Spiegel vorschlagen. Das ist eine weitere Übung zur Begegnung mit sich selbst, vielleicht auch mit jenen Persönlichkeitsaspekten, zu denen wir normalerweise nicht so schnell finden. Betrachten wir uns im Spiegel, wird automatisch der kritische Teil in uns wachgerufen. Das Urteil kann durchaus positiv ausfallen, häufiger sehen wir jedoch Negatives: Hautunreinheiten, die schiefe Nase, das Doppelkinn, Falten, weiße Haare, die beginnende Glatze etc. Um diesem Automatismus entgegenzuwirken, versuchen Sie in dieser Übung einmal, Ihrem Gesicht anders zu begegnen. Das ist gar nicht so einfach, wie Sie wahrscheinlich gleich bemerken werden. Probieren Sie es aber trotzdem.

Bedenken Sie, dass es zwei Formen von Liebe gibt: die leistungsabhängige und die leistungsunabhängige Liebe. Ab einem bestimmten Punkt im Leben sind wir hauptsächlich durch die leistungsabhängige Liebe geprägt. Oft beginnt es schon im Kleinkindalter. Mütter wetteifern miteinander darin, zu vergleichen, was die Kinder schon alles können – Köpfchen halten, sitzen, laufen, sprechen ... Dann folgt der Schulstress mit dem Leistungszwang, der Beurteilung durch die Lehrer mithilfe der Noten. Immer mehr tritt der Leistungsaspekt in den Vordergrund. Alles braucht ein entsprechendes Maß an Qualität, Verlässlichkeit, Standard und so fort. Diese Form der Qualität, des Könnens, der Fähigkeiten, der erreichten Schönheit wird mit leistungsabhängiger Liebe belohnt.

Es gibt aber auch die andere Form von Liebe, zu der Sie durch diese Übung wieder Zugang finden sollen: die leistungsunabhängige Liebe. Ein Säugling aktiviert diese leistungsunabhängige Liebe bei seiner Umgebung. Hier zählen Schönheit, Intelligenz und anständiges Benehmen nicht. Und zu diesem Phänomen muss man sehr bewusst wieder einen Zugang finden. Ein Säugling kann objektiv gesehen verrunzelt, vielleicht nach der Geburt noch blutverschmiert und wirklich nicht schön sein. Trotzdem entstehen Liebe, Begeisterung, der Wunsch, Kontakt mit dem kleinen Wesen herzustellen, es zu nehmen, zu halten und zu liebkosen. Auch das ist ein Phänomen, für das wir der Schöpfung sehr dankbar sein können.

Übung
Versuchen Sie jetzt bitte, sich mit diesem Phänomen auseinander-zusetzen und wenden Sie sich dann Ihrem eigenen Gesicht im Spiegel zu. Suchen Sie einen Augenkontakt mit sich und strengen Sie sich an, so lange in die Augen zu sehen, so lange es Ihnen an-genehm ist. Bemühen Sie sich, sich mit den Augen Ihres besten Freundes zu sehen, zu erkennen, warum Sie dieser schätzt, liebt, was er an Ihnen Positives finden mag.

Sollte ein Gefühl von Eigenartigkeit oder Fremdheit auftreten, verabschieden Sie sich wieder von Ihren Augen und vertrösten Sie sich auf das nächste Mal. Immer wieder ist es wichtig, zu erken-nen, dass die Begegnung mit sich selbst erst gelernt werden muss. Es ist eine Fähigkeit, die wir zumindest bewusst nicht anerzogen bekommen. Normalerweise spürt man sich zwar selbst und erhält im Laufe des Lebens ein Bild von sich, zieht Rückschlüsse aus den Reaktionen des anderen, wie man selbst ist, wie man ankommt und wie man gemocht wird. Eine bewusste Begegnung mit sich findet jedoch nicht statt.

Dabei ist gerade dieser Teil von immenser Bedeutung. Die Zuwendung zu anderen Menschen, das Bezogensein, das Ziehen der Rückschlüsse bedeutet, beziehungsfähig zu sein. Ohne eine Begegnung mit sich selbst heißt das aber auch, abhängig zu sein, weil die Fremdbeurteilung höher eingestuft wird als die Selbstbe-urteilung, der Fremdtrost höher als der Selbsttrost und letztlich die Fremdliebe höher als die Selbstliebe. Liebesfähigkeit und Be-gegnungsfähigkeit sollten jedoch auf einem Boden der Ausge-wogenheit von Abhängigkeit und Unabhängigkeit wachsen und gedeihen. Das sollte ein wesentlicher Aspekt sein, der automatisch zum Tragen kommt, wenn Sie diese Übung trainieren. Die positiven inneren Botschaften stärken bedeutet einen Gewinn an Autonomie. Das heißt, dass Sie selbst rund werden und nicht ständig auf der Suche nach Ihrer zweiten Hälfte sein müssen. Es bedeutet aber auch, sich von negativen elterlichen Botschaften unabhängig zu machen und zu den angeborenen urelterlichen Botschaften der Schöpfung zu finden.

Jedes Kind kann schon sehr fürsorglich, sehr liebevoll und sehr zärtlich sein. Das äußert sich vielleicht im Bezug auf die kleine Schwester, vielleicht auch beim Umgang mit der kleinen Katze. Diese Instinkte und Gefühle sind angeboren. Jedes Kind, jeder Säugling „weiß" auch, wie die liebevolle Mutter und der liebevolle Vater sein sollten, und sie versuchen, diese auch dorthin zu bringen. Die Realität ist allerdings, dass Mütter und Väter ihre Grenzen, ihre Schwierigkeiten und Nöte haben und damit der liebevolle Umgang, den die Kinder in sich fühlen, oft nicht umgesetzt werden kann. Das ist jedoch wieder eine andere Diskussion.

Wichtiger ist mir aber, wieder zum eigentlichen Thema zurückzukommen: Jeder Mensch trägt liebevolle, versorgende, schützende, haltende, tröstende elterliche angeborene Botschaften in sich, die mit diesen Übungen gestärkt werden können, egal welche Kindheit er hatte oder wie seine Erfahrungen sind.

Die Schoßplatzübung

Wir alle brauchen einen Schoßplatz, um uns in der Welt richtig wohl zu fühlen. Jeder Mensch trägt liebevolle, versorgende, schützende, haltende und tröstende elterliche Botschaften in sich. Sie sind angeboren und können mithilfe dieser Übungen spürbar gemacht und gestärkt werden. Kein Mensch, der eine schreckliche Kindheit durchgemacht hat, ist verloren. Es ist möglich,

Urmenschliches in sich zu spüren und zu beleben, auch wenn man es selbst viel zu wenig von anderen Menschen empfunden und erfahren hat.

Nehmen Sie sich ein Kissen für diese Übung, das Sie sich auf den Schoß setzen. Halten Sie es fest und sprechen zu ihm, wie zu einer zweiten Person. Es soll jedoch nur den anderen Teil Ihres Selbst darstellen, den Teil, der Zuwendung braucht, Liebe, Geborgenheit und Aufmerksamkeit. Sprechen Sie diesen Teil, das Kissen, mit Ihrem Vornamen an. Beachten Sie, wie viel Positives Sie ihm sagen können, ohne dass es Ihnen absurd oder schmerzlich oder verwirrend vorkommt. Finden Sie bitte Ihre eigenen Worte. Der Mensch benötigt an der Basis seines Seelenhauses Schutz, Geborgenheit, Vertrauen, Wärme. Das soll das Ziel dieser Übung sein: Wege zu finden, sodass wir schließlich sagen können: „Ich halte dich, ich schütze dich, ich gebe dir Wärme, ich beruhige dich, ich streichle dich, bei mir hast du einen festen Platz, ich mag dich."

Die Übung mit dem Kissen
Setzen Sie sich bitte auf einen Stuhl oder in einen Fauteuil und nehmen Sie ein mittelgroßes Kissen auf Ihren Schoß. Geben Sie dem Kissen Ihren Vornamen und halten Sie es fest. Spielen Sie mit dem Kissen wie mit einem Kind. Lassen Sie Ihren Bedürfnissen – wie Umarmen, Festhalten und Streicheln – freien Lauf. Sprechen Sie zu Ihrem Kissen. In meinem Fall würde das heißen: „Manfred, ich halte dich, ich streichle dich, ich mag dich, du bist mir wichtig, ich tröste dich auch, wenn es notwendig ist, ich spiele mit dir und ich habe es lustig mit dir."
Sie stärken damit wieder Ihre schützenden und energiegebenden Anteile und merken gleichzeitig, wie angenehm es ist, sich selbst als Kind auf dem eigenen Schoß zu haben.

Auch diese Übung ist natürlich nicht in einigen Tagen erlernbar. Sie ist jedoch ein weiterer wichtiger Schritt beim Aufbau des See-

lenhauses, nämlich die Konzentration auf die versorgenden Anteile, die bereits einen Teil des Erdgeschosses des Seelenhauses
ausmachen. Die Fähigkeit, sich selbst genießen zu können,
Vertrauen zu haben, sich wohl zu fühlen, sich spüren zu können,
Geborgenheit und Grenzen zu finden und versorgt zu werden, ist
die Basis, sich selbst versorgen zu können, zu halten, zu achten
und zu lieben, das Erdgeschoss.

Aktives Verwöhnen

Ängste, traurige Verstimmtheit, Defizite, Niedergeschlagenheit
treten von selbst auf, ohne dass wir uns darum bemühen. Das Leben ist zum Teil eine Belastung, eine Überforderung, stressreich.
Es ist notwendig, dass wir diesem Phänomen gegensteuern. Aktives Verhalten, aktives Verwöhnen ist erforderlich. Normalerweise fällt es einem wesentlich leichter, jemand anderen zu verwöhnen, für ihn die Wohnung annehmlich zu gestalten, gutes
Essen zu kochen, Blumen zu kaufen, sich etwas Schönes zu überlegen. Viele Menschen meinen, dass es sich nicht lohnt, sich selbst
etwas Feines zu kochen. Für die eigene Person reicht auch ein
Butterbrot und man empfindet selten das Bedürfnis, sich selbst
Blumen zu schenken.

Dies alles ist jedoch nur Ausdruck des eigenen Nichtwahrnehmens. Verbunden damit ist die Sehnsucht, dass doch jemand anderer diese verwöhnenden Funktionen übernehmen sollte, dass
man vom Nächsten geschätzt, geliebt, umsorgt werden möchte
und nur das genießen kann. Dies führt jedoch unweigerlich in
eine Abhängigkeit. Das Ziel kann nur sein, dass man sich selbst
dieser Nächste ist und sich mit Freude verwöhnen lernt. Diese
Autonomie bedeutet freilich nicht, dass man zum Egoisten wird,
sondern nur, sich selbst sehr umsichtig, liebevoll und verwöhnend
zu behandeln und über diese Fähigkeit wieder zu mehr Begegnungs- und Liebesfähigkeit zu gelangen.

Die Ureltern-Übung

Nehmen Sie bitte einen Stuhl und setzen Sie sich. Ihre Urmutter spüren Sie bitte hinter Ihrer linken Schulter, den Urvater hinter der rechten Schulter. Die Ureltern stehen oder sitzen also hinter Ihnen, begleiten Sie, halten Ihnen den Rücken frei und bestärken Sie. Sie können für die Urmutter und den Urvater jeweils einen Stuhl aufstellen. Wenn es Ihnen gelungen ist, diese Instanzen zu spüren, zu erfühlen, zu erleben, wechseln Sie bitte wieder in die Ureltern-Rollen. Beginnen Sie zum Beispiel mit der Mutter und geben Sie auch hier den Botschaften der Mutter laute Sätze. In meinem Fall: „Manfred, ich bin bei dir, ich begleite dich. Ich mag dich, ich finde es schön, bei dir zu sein. Ich schütze dich, ich halte dir den Rücken frei, auf mich kannst du dich verlassen." Sie können die Botschaften natürlich nach Ihren Bedürfnissen abwandeln. Einmal wird die Liebe wichtiger sein, das andere Mal die Geborgenheit, das dritte Mal der Trost.
Wechseln Sie dann in die ursprüngliche Position und hören Sie, was Ihre Urmutter zu Ihnen gesagt hat. Nehmen Sie sich Zeit und genießen Sie es. Wechseln Sie dann bitte in die Rolle Ihres Urvaters. Dieser spricht: „Manfred, ich bin da, ich begleite dich und schütze dich. Auf mich kannst zu zählen, ich bin verlässlich. Ich bin stolz auf dich, ich bin gerne bei dir, ich finde es schön, dich begleiten zu dürfen. Du bist mein(e) geliebte(r) Sohn/Tochter, wenn du Schwierigkeiten hast, helfe ich dir, wenn du Nöte hast, kannst du dich an mich wenden." Gehen Sie wieder in Ihre ursprüngliche Position und hören Sie und spüren Sie, was Ihr Urvater zu Ihnen gesagt hat.

Von entscheidender Wichtigkeit ist, dass es sich bei dieser Übung um ein Training von Ureltern-Botschaften handelt und Sie diese Botschaften nicht verwechseln und vergleichen dürfen mit den Botschaften Ihrer leiblichen Eltern. Jeder von uns trägt in sich Botschaften der leiblichen Eltern, die auch abwertend sein können: „Das wirst du nie lernen“, „Du gehst mir auf die Nerven“, „Verschwinde!“, „Bei dir ist Hopfen und Malz verloren“, „Du wirst dir noch wehtun“ und anderes mehr. Da die leiblichen Elternrollen oft mit Abwertung verknüpft sind, ist es wichtig, dass Sie sich auf die Ureltern-Botschaften besinnen und beziehen. Es sind angeborene Rollen, die jeder in sich trägt, die jedoch aktiviert werden müssen. Jedes Kind weiß bereits, was es sich wünscht, was Mama und Papa sagen sollten. Oft hört man nicht das von ihnen, wonach man sich sehnt.

Mit dieser Übung haben Sie Gelegenheit, sich selbst nach Herzenslust zu verwöhnen. Sie mögen sich vielleicht anfangs etwas komisch fühlen, im Prinzip ist es jedoch eine Übung, die Sie unwillkürlich tagtäglich machen, indem Sie sich in schwierigen Situationen beruhigen, sich selbst Mut zusprechen und trösten, um die Dinge nicht zu schwer zu nehmen. Mit dieser Übung trainieren Sie diesen Vorgang bewusst und erkennen die Wichtigkeit dieses inneren Dialoges an. Es ist die Botschaft der prinzipiellen leistungsunabhängigen Liebe, die Achtung der Existenz, die ideale Basis, um Energie, Entscheidungskraft, Mut und Neugier zu entwickeln und damit das nächste Stockwerk des Seelenhauses zu bauen, das mit einem vernünftigen Leistungsanspruch verbunden ist. Ohne Leistung lässt sich der Mensch nur schwer zufriedenstellen. Wichtig ist aber, dass die unteren Etagen stark und gefestigt sind, um darauf aufbauen zu können.

Die Bewegung

Bewegung gilt als regelrechter Jungbrunnen für den menschlichen Organismus. In ihr sind viele Körpererinnerungen gespeichert, die wieder aktiviert werden. In der Kindheit ist Bewegung etwas Selbstverständliches, aber im Laufe des Älterwerdens nimmt ihre Bedeutung in unserer zivilisierten Welt kontinuierlich ab. Dabei liegt in der Bewegung etwas Zauberhaftes. Das Kind lernt seinen

Körper kennen und ihn zu erproben. Es ist stolz darauf, wenn es zum ersten Mal allein die Rutsche hinunterrutschen kann, wenn es Kletterkunststücke vollführt oder wenn es merkt, dass es zunehmend schneller laufen kann, ohne zu stürzen. Es springt vergnügt neben den Eltern her und will sich zunehmend mit ihnen messen: „Wer ist schneller beim Auto? Wer ist schneller beim Schwimmen zur Boje?"

Das alles können wir aktivieren, wenn wir uns bewusst der Bewegung zuwenden. Fühlen Sie sich einfach jung, hüpfen Sie, so wie Sie es früher getan haben, Sie werden sehen, dass das etwas Positives in Ihnen auslöst. Die Bewegung – besonders die Ausdauersportarten wie Laufen, Radfahren, Langlaufen oder schnelles Gehen – ist auch von biologisch-medizinischer Seite genau untersucht worden. Es kommt dabei grob gesprochen zu einer „Entgiftung" des Körpers. Überflüssige Fettstoffe werden abgebaut, der Hormonhaushalt harmonisiert sich, und zwar auch bei Hormonen, die auf den ersten Blick wenig mit Bewegung zu tun haben, wie Östrogene oder Insulin, aber auch die Botenstoffe des Gehirns werden positiv beeinflusst. Alterungsprozesse und Krankheiten können damit hintangehalten werden.

Der innere Liebhaber

Auch hier ist der Gedanke, der hinter dieser Übung steht, wahrscheinlich für viele Leser vorerst gewöhnungsbedürftig. Wenn Sie jedoch vom Kapitel „Wie entstehen psychosomatische Erkrankungen?" ausgehen und den Satz „Liebe deinen Nächsten wie dich selbst" berücksichtigen, so ist es nach den inneren Rollen, die jeder in sich trägt, nur logisch, dass es einen inneren Liebhaber oder eine innere Liebhaberin geben muss.

Schon kleine Kinder stehen vor dem Spiegel, kleiden sich hübsch, prüfen, ob sie sich gefallen und genau genommen betrachten sie sich dabei aus der gegengeschlechtlichen Rolle. Die

Mädchen möchten den Buben gefallen und richten sich danach. So hat jedes Mädchen seinen eigenen Geschmack, das heißt, es möchte seinem inneren Liebhaber gefallen und wird sich dementsprechend kleiden, schminken, die Haare kurz oder lang tragen, auf seine Figur achten, Schmuck tragen etc. Und genauso wird jeder Bub, Bursch oder junge Mann seiner inneren Liebhaberin gefallen wollen. Frisur, Haltung, Figur, Muskulatur, Kraft, Sportlichkeit etc. müssen passen. Aus dem Dialog dieser beiden gegengeschlechtlichen Anteile in einem selbst ergibt sich die Erotik, die Anziehung und der Sexappeal, die ein Mensch ausstrahlt.

Leider ist es so, dass viele Menschen die Rolle des inneren Liebhabers nach außen abgeben, sobald sie einen Partner haben. Sie möchten sich dann nicht mehr selbst, sondern hauptsächlich dem Partner gefallen und begeben sich damit in eine Abhängigkeit. Sie möchten vom Partner bestätigt werden, hören, dass sie attraktiv, hübsch, sexy, anziehend und so fort sind. Dieses Prinzip funktioniert auch ganz gut, aber meist nur in der Phase der Verliebtheit. Nach einem Jahr Beziehung sagt der Partner diese Dinge dann nicht mehr spontan und von sich aus, sondern nur mehr auf Abfrage, und in der nächsten Phase geht es dem Partner schon auf die Nerven, in dieser Weise gebraucht zu werden. Daraus resultieren sehr häufig Partnerkonflikte, die erst dadurch lösbar sind, dass jeder von beiden seine Autonomie wiederfindet und damit erneut begegnungs- und liebesfähig wird.

Übung
Stellen Sie bitte zwei Stühle nebeneinander. Wählen Sie einen Stuhl für sich und den zweiten für Ihren inneren Liebhaber aus. Setzen Sie sich auf Ihren Stuhl und nehmen Sie mit Ihrem inneren Liebhaber Kontakt auf. Tun Sie das, was Sie mit einem Freund tun würden. Umarmen Sie sich oder hängen Sie sich ein, spüren Sie die Anwesenheit und sprechen Sie zu Ihrem Freund oder Ihrer Freundin: „Ich finde es schön, dass du da bist. Ich kann dich genießen. Du bist aufregend für mich. Du gefällst mir. Ich spüre

dich gerne. Ich rieche dich gerne. Du bist für mich anziehend. Es
ist schön, bei dir zu sein." Genießen Sie nun das Gefühl, den in-
neren Liebhaber an Ihrer Seite zu haben. Lassen Sie das Gefühl
zu, spüren Sie seine Erotik und seine Körperlichkeit.
Dann machen Sie wieder einen Rollenwechsel. Sie übernehmen
jetzt die Rolle des inneren Liebhabers und sprechen zu sich selbst,
in meinem Fall beispielsweise: „Manfred, ich finde es schön, bei
dir zu sein. Du gefällst mir. Ich mag dich. Ich spüre dich gern an
meiner Seite. Ich genieße deine Hände, deine Haut. Du riechst
gut. Ich mag deinen Körper." Genießen Sie nun, was Sie eben ge-
sagt haben, und wechseln Sie dann wieder in Ihre ursprüngliche
Rolle. Nehmen Sie sich jetzt noch einmal Zeit, um nachzulau-
schen, was Sie eben gehört haben, und genießen Sie die Botschaft
Ihres inneren Liebhabers.

Auch mit dieser Übung sind eine Rollennachreifung und eine
Zunahme von Autonomie verbunden und Sie können dadurch
sowohl sich als auch den Partner entlasten und zu einer neuen
Form von Selbstvertrauen finden. Sie werden jetzt vielleicht sagen:
„Das geht mir aber doch zu weit, das grenzt an Perversität." Ich
möchte jedoch noch einmal entgegenhalten: Die erotische Bezie-
hung zu sich selbst kommt im Laufe des Lebens notorisch zu kurz.
Man neigt dazu, sich selbst zu vergessen, die sexuelle Ausstrahlung
an äußere Bewunderer und Verehrer zu delegieren und die eigene
Erotik als anrüchig zu empfinden. Das sollte nicht so sein.

Die Übung mit den Urbildern aus Zeitschriften

Diese Übung rückt die gesunden Aspekte in den Mittelpunkt:
Lebendigkeit, Kreativität, Begegnung, Freundschaft und das
Miteinander-Genießen sollen die tragenden Elemente sein. Da
diese Seiten des Lebens nicht so leicht erfasst, erschlossen und gelebt werden können, werden wir diese Urkategorien anhand von

Bildern beziehungsweise Kurzfilmen erlebbar machen. Gerade die Werbung arbeitet mit der Tiefensehnsucht des Menschen nach Unbeschwertheit, Fröhlichkeit und Lebendigkeit. Wir sehen kleine Kinder, die auf dem Bauch des Vaters oder in den Armen der Mutter liegen, die gestillt oder geherzt werden und mit denen gelacht wird.

Diese Bilder sollen helfen, ein Wohlfühlen von der untersten Basis aus zu ermöglichen, die Sehnsucht in eine richtige Richtung zu lenken und eine Nachreifung von der Basis her zu bewirken. Dazu ist es notwendig, dass der Betrachter sich nicht nur mit dem kleinen Kind identifiziert, das so glücklich in den Armen der Mutter liegt oder die Beachtung des Vaters erlebt, sondern dass auch eine intensive Identifikation mit der Mutter oder dem Vater stattfindet, die das Kleine schützen, lieben und es lustig mit ihm haben. Anhand der Bilder wollen wir ein Haus bauen und alle Etagen noch einmal beleuchten und befriedigen.

Das Fundament, die Verbundenheit, das Vertrauen, das An-einander-Orientiertsein, die frühe Nahrung, das Versorgtwerden und die jeweils komplementären Rollen dazu: Schutz geben, Versorgen und Nähren – in dieses Wechselspiel muss sich der Betrachter intensiv hineindenken und -fühlen. Dadurch wird eine positive Nachreifung auf dieser Ebene erreicht.

Die nächste Stufe ist die positive Interaktion auf der Ebene des Miteinander-Spielens. Wir sehen auf Bildern Mütter, die mit ihrem Kind durch eine Blumenwiese laufen. Die Fähigkeit, ausgelassen aufeinander bezogen zu sein, Lebenslust und Freude sind die entscheidenden Dinge, und nicht die Leistung oder eine andere Forderung. Es sind das Spiel und die Lebenslust, die weit vor der Leistung und dem Sinn des Lebens kommen. Laufen, Springen, Hüpfen, Plantschen, Spielen: Sie müssen Bilder mit diesen Tätigkeiten aussuchen und sich in diese hineinver-senken.

Als nächste Stufe kommt die positive soziale Interaktion. Dazu gehört, miteinander zu spielen, die Grenzen des anderen zu respektieren, die Eigenheiten des anderen wahrzunehmen und mit ihnen achtsam umzugehen, um auf den anderen spielerisch eingehen zu können. Als weitere große Fähigkeit sollte die Hilfestellung für den anderen trainiert werden. Auch hier gibt es gute Fotos dazu. Es ist wichtig, dem anderen zu helfen, die Begegnung zu suchen, den anderen in verschiedenster Weise zu unterstützen. Die Dienstleistungsberufe im Erwachsenenleben finden hier einen direkten emotionalen Bezug. Wer Dienstleistender ist, ohne sich vor Augen zu führen, dass es ein Beruf ist, dass es mühsam ist, sondern dass er damit den Menschen hilft, sie entlastet und ihnen Freude bereitet, wird weniger Energieverlust erleben oder im Gegenteil Energie finden.

Die Übung mit der göttlichen Instanz

Die transzendentale Dimension ist das Dach, aber nicht nur das Dach unseres Seelenhauses. Die göttliche Dimension ist deswegen die Dachetage, weil sie die Reflexionsbasis bildet. Wenn die anderen Ebenen gut abgesichert sind, sollte unsere ganze Existenz noch einmal unter diesem Blickwinkel betrachtet oder erfühlt werden. Sie müssen nicht Gott sagen, Sie können die transzendentale Dimension auch Allah, Buddha oder anders nennen. Es geht um eine andere, um eine göttliche Dimension, die Dimension des Transzendentalen, die jedoch viele Elemente, die in den bisherigen Übungen enthalten waren, auf einer neuen Stufe wieder belebt.

Übung
Nehmen Sie die Basisübung, die Kuschelübung. Hier sind sehr viele Themen und Elemente angesprochen, die wir auch mit der göttlichen Instanz verbinden. Stellen Sie sich jetzt diese Bausteine in Bezug auf das höhere Wesen vor: die göttliche Geborgenheit, den Schutz, die Stabilität, die Verlässlichkeit, den göttlichen

Trost, die Zuflucht, das Verständnis und die göttliche Liebe, das
Angenommensein, die Unterstützung, die Rückendeckung, die
prinzipielle und leistungsunabhängige Liebe aus einer göttlichen
Dimension. Vergessen Sie jedoch nicht, dass es sich bei dieser
Übung um eine höhere Etage des Seelenhauses handelt. Fangen
Sie nicht mit dieser Übung an, aber denken Sie an die Bedeutung
dieser Etage. Es ist von großer Wichtigkeit, dass Sie den inneren
Schutz und die Geborgenheit, den inneren Vater und die Mutter
finden, weil Sie damit körpernäher abgesichert sind, sich zu-
friedener und kuscheliger fühlen, denn die Begegnung mit der
göttlichen Dimension braucht diese fundierte Basis. Es könnte
Ihnen sonst zu viel werden.

Für die göttliche Dimension gilt: „Wer Gott nicht fühlt in sich
und seinen Lebenskreisen, dem werdet ihr ihn nicht beweisen mit
Beweisen."

In abgewandelter Form gilt dieser Satz auch für die Psychosomatik. Diese Übungen sind eine Möglichkeit, aus dem Negativ-
kreis auszubrechen. Weil man selbst nicht genug Positives erlebt
und bekommen hat, gibt man auch den anderen möglichst wenig
Positives. Weil man selbst zu wenig Liebe erfahren hat, schwärmt
man für Härte, Kriegsfilme und brutale Szenen und lehnt auch
sonst Liebevolles als verweichlicht ab.

Das Leben als Kampfschauplatz könnte sich mithilfe dieser
Übungen, die Ihnen zuerst vor allem einmal Spaß machen sollen,
ändern. Das Kämpferische muss sich mit dem Entspannenden,
mit dem Geschützten die Waage halten. Sonst ist die Gesundheit
massiv bedroht, es gibt kein Abschalten mehr und Schlafstörungen, Verspannungen und verschiedenste weitere psychosomatische Störungen können die Folge sein. Gleichzeitig möchte ich
betonen, dass das Leben immer auch Kampf sein wird. Aber mit
diesem Buch sind Sie besser dafür gewappnet, denn es sollte nie
ein Kampf gegen die eigene Person werden.

Literatur, Quellen und Links

Abel, T.: Gesundheitsrelevante Lebensstile und soziale Differenzierung zur Weiterentwicklung eines empirischen Konzepts in der Public Health Forschung, in: Flick, U. (Hrsg.): Innovation durch New Public Health, Göttingen 2002, S. 113–136

Alexander, F.: Psychosomatische Medizin, 3. Aufl., Berlin, New York 1977

Antonovsky, A.: Salutogenese: zur Entmystifizierung der Gesundheit, Tübingen 1997

Arolt, V.: Psychische Störungen bei Krankenhauspatienten. Eine epidemiologische Untersuchung zu Diagnostik, Prävalenz und Behandlungsbedarf psychiatrischer Morbidität bei internistischen und chirurgischen Patienten, Berlin, Heidelberg, New York 1997

Barefoot, J./Schroll, M. : Symptoms of depression, acute myocardial infarctions and total mortality in a community sample; Circulation 93 (1996), pp. 76–80

Bauer, J.: Das Gedächtnis des Körpers. Wie Beziehungen und Lebensstile unsere Gene steuern, München 2006

Cay, E. L.: Psychological problems in patients after a myocardial infarction; Advanc. Cardiol. 29 (1982), pp. 108–112

Carnegie, D.: Sorge dich nicht, lebe!, Bern 2002

Egle, U./Tiber, H./Jochen, N./Ralf, K./ Hoffmann, B./Sven, O.: Früher Stress und Langzeitfolgen für die Gesundheit. Wissenschaftlicher Erkenntnisstand und Forschungsdesiderate, Long term effects of adverse childhood experiences – actual evidence and needs for research, in: Zeitschrift für psychosomatische Medizin und Psychotherapie 48 (2002), S. 411–434

Engel, G. L./Schmale, A. H.: Psychoanalytic Theory of Somatic Disorder; Journal American Psychoanalytic Association 15 (1967), pp. 344–365

Fazekas, C.: Psychosomatische Intelligenz. Spüren und Denken – ein Doppelleben, Wien u. a. 2006

Felitti, V. J.: The Relationship of Adverse Childhood Experiences to Adult Health: Turning gold into lead, in: Zeitschrift für psychosomatische Medizin und Psychotherapie 48 (2002), S. 359–369

Freud, A.: Das Ich und die Abwehrmechanismen, Berlin 1936

Freud, S. (1932) zit. nach Cremerius, J.: Freuds Konzept über die Entstehung psychogener Körpersymptome, Psyche 11 (1957/1958), S. 126–139; aus:

Psychoanalytische Konzepte psychosomatischer Symptom- und Strukturbildung, in: Uexküll, Th. v.: Psychosomatische Medizin, München, Jena 1990

Gentry, W. D./Forster, S./Haney, T.: Denial as a Determinant of Anxiety and Perceived Health Status in the Coronary Care Unit; Psychosom. Med. 34 (1972), pp. 39–44

Gray, J.: Men are from Mars, Women Are from Venus, New York 1992

Haller, R.: (Un)Glück der Sucht. Wie Sie Ihre Abhängigkeiten besiegen, Salzburg 2007

Herzog, T./Stein, B./Söllner, W./Franz, M. (Hrsg.): Praxisleitlinien für die Konsiliar- und Liaisonversorgung in der Psychosomatischen und Psychotherapeutischen Medizin, Stuttgart, New York 2002

Hüther, G.: Biologie der Angst. Wie aus Stress Gefühle werden, Göttingen 1997

Hüther, G./Doering, S./Rüger, U./Rüther, E./Schüßler, G.: Psychische Belastungen und neuronale Plastizität. Ein erweitertes Modell des Streß-Reaktions-Prozesses als Grundlage für das Verständnis zentralnervöser Anpassungsprozesse, in: Psychosomatische Medizin 42 (1996), S. 102–127

Jung, C. G.: Archetypen, München 1990

Karasek, R./Russell, A. R. S./Theorell, T.: Physiology of stress and regeneration in job-related cardiovascular illness; Acta Psychiatr. Scand., 377 (suppl) (1982), pp. 77–82

Klussmann, R.: Psychosomatische Medizin, Berlin, Heidelberg, New York 1992

Kütemeyer, W./Schultz, U.: Das Lumboischialgiesyndrom, in: Uexküll, Th. v.: Psychosomatische Medizin, München, Jena 1990

LeShan, L.: Psychotherapie gegen den Krebs, Stuttgart 1977

LeShan, L.: The Mechanic and the Gardener, New York 1982

Leutz, G. A.: Psychodrama, Berlin u. a. 1980

Margraf, J./Siegrist, J./Neumer, S. (Hrsg.): Gesundheits- oder Krankheitstheorie? Saluto- versus pathogenetische Ansätze im Gesundheitswesen, Berlin 1998

Maslow, A. H. (Hrsg.): New Knowledge in Human Values, New York 1959

Moreno, J. L./Moreno, F.: Spontaneity Theory of Child Development; Soziometry 7 (1944), pp. 89–128

Moreno, J. L.: Die Grundlagen der Soziometrie. Wege zur Neuordnung der Gesellschaft, Opladen 1954

Moreno, J. L.: Gruppenpsychotherapie und Psychodrama, Stuttgart 1959

Murphy, J.: Die Macht Ihres Unterbewußtseins, München 1973

Nerem, R. M./Levesque, M. J./Cornhill, J. F. et al.: Social environment as a factor in diet-induced atherosclerosis; Science 208 (1980), pp. 1475–1476

Ornish, D.: Revolution in der Herztherapie, Stuttgart 1992

Ornish, D./Scherwitz, L. W./Billings, J. H./Gould, K. L./Merritt, T. A./Sparler, S./Armstrong, W. T./ Ports, T. A./Kirkeeide, R. L./Hogeboom, C./Brand, R.

J.: Intensive Lifestyle Changes for Reversal of Coronary Heart Disease; JAMA 280 (1998), pp. 2001–2007

Peseschkian, N./Battegay, R.: Die Treppe zum Glück, Frankfurt am Main 2006

Popper, K.: Alles Leben ist Problemlösen, München 1994

Reimer, C./Hempfing, L./Dahme, B.: Iatrogene Chronifizierung in der Vorbehandlung psychosomatischer Erkrankungen, in: Praxis der Psychotherapie und Psychosomatik 24 (1979), S. 123–133

Rüegg, J. C.: Psychosomatik, Psychotherapie und Gehirn. Stuttgart, New York 2000, S. 52–63

Rüegg, J. C.: Psychosomatik, Psychotherapie und Gehirn. Die neuronale Plastizität als Grundlage einer biopsychosozialen Medizin, Stuttgart 2001

Sachse, R.: Der psychosomatische Patient in der Praxis, Stuttgart 1995, Kapitel Selbstregulation, S. 97–117

Schiff, J. L./Beth, D.: Alle meine Kinder: Heilung der Schizophrenie durch Wiederholen der Kindheit, München 1970

Schiff, J. L. et al.: Cathexis Reader. Transactional Analysis. Treatment of Psychosis, New York u. a. 1975

Schmeiser-Rieder, A./Kunze, M.: Wiener Männergesundheitsbericht, Wien 1999

Schmid, W.: Mit sich selbst befreundet sein. Von der Lebenskunst im Umgang mit sich selbst, Frankfurt am Main 2004

Schmitz, M./Schmitz, M.: Seelenfraß. Wie Sie den inneren Terror der Angst besiegen, Wien 2005

Schmitz, M./Schmitz, M.: Seelennahrung. Sich aufmachen zum Glück, Wien 2006

Schur, M.: Zur Metapsychologie der Somatisierung, in: Brede, K. (Hrsg.): Einführung in die Psychosomatische Medizin, Frankfurt am Main 1974

Schüßler, G.: Psychosomatik/Psychotherapie systematisch, Bremen, London, Boston 1995

Schüßler, G./Söllner, W.: Psychosomatische und somatopsychische Störungen, in: Buddeberg, C.: Psychosoziale Medizin, 3. Aufl., Berlin, Heidelberg, New York 1998, S. 205–214 bzw. 2003, S. 501–515

Selye, H.: The Evolution of the Stress Concept. American Scientist, pp. 692–699

Siegrist, J.: Soziale Krisen und Gesundheit, Göttingen, Bern 1996

Spitz, R.: Vom Säugling zum Kleinkind: Naturgeschichte der Mutter-Kind-Beziehungen im ersten Lebensjahr, Stuttgart 1996

Stadler, C.: Von Sicheren Orten und Inneren Helfern, in: Zeitschrift für Psychodrama und Soziometrie 2 (2002), S. 177–186

Stelzig, M.: Die Nachreifung frühester mütterlicher versorgender Rollen im Psychodrama, in: Farkas-Erlacher, B./Jorda, C.: Monodrama. Heilende Begegnung. Vom Psychodrama zur Einzeltherapie, Berlin, Heidelberg, New York 1998, S. 205–214

Stelzig, M.: Behandlung der Koronaren Herzerkrankung aus der Sicht des Psychiaters, in: Psychologische Medizin 3 (2003), S. 30–35.

Stelzig, M.: Keine Angst vor dem Glück. Salzburg 2017

Stelzig, M.: Warum wir vertrauen können. Das psychische Urprogramm des Menschen. Salzburg 2017

Stelzig, M.: Psychodramatherapie bei psychosomatischen Störungen, in: Fürst, J./Ottomeyer, K./Pruckner, H. (Hrsg.): Psychodrama-Therapie. Ein Handbuch, Wien 2004, S. 379–390.

Stelzig, M.: Rollenpathologie in Psychodramatherapie, in: Fürst, J./Ottomeyer, K./ Pruckner, H. (Hrsg.): Psychodrama-Therapie. Ein Handbuch, Wien 2004, S. 147–161

Stelzig, M.: Psychosomatik und Psychodrama, in: Zeitschrift für Psychodrama und Soziometrie 7 (2008), S. 38–50

Stuhr, U./Haag, A.: Eine Prävalenzstudie zum Bedarf an psychosomatischer Versorgung in den Allgemeinen Krankenhäusern Hamburgs, in: Psychotherapie. Psychosomatik, Medizinische Psychologie 39 (1989), S. 273–281

Theorell, T. (1981): Life events, stress and coronary heart disease, in: Siegrist, J./ Uexküll, Th. v./Wesiack, W.: Wissenschaftstheorie und Psychosomatische Medizin: ein bio-psycho-soziales Modell, in: Uexküll, Th. v. (Hrsg.): Psychosomatische Medizin, München, Wien, Baltimore 1990, S. 5–38

Theorell, T./Karasek, R. A.: National Institute of Psychosocial Factors and Health, Department of Occupational Health, Karolinska Hospital, Stockholm, Sweden, 1996

Titscher, G. (1988): Psyche und Herz-Kreislauf-Erkrankungen; Journal of Cardiology 7 (2000), pp. 237–241

Welch, R.: Cathexis Institut und Neubeelterung, in: Zeitschrift für Transaktions-Analyse 2 (2006)

Williams, R. B./Barefoot, J. C./Califf, R. M./Haney, T. L./Saunders, W. B./Pryor, D. B./ Hlatky, M. A./Siegler, I. C./Mark, D. B.: Prognostic importance of social and economic resources among medically treated patients with angiographically documented coronary artery disease; JAMA 267 (1992), pp. 520–524

Winnicott, D. W.: Ego Distortion in Terms of True and False Self, in: The Maturational Processes and the Facilitating Environment; Hogarth press and the Institute of Psychoanalysis 175 (1960), pp. 140–152

Wittchen, H.-U./Jacobi, F.: Size and burden of mental disorders in Europe: a critical review and appraisal of 27 studies; European Neuropsychopharmacology 15 (2005), No. 4, pp. 357–376

* * *

www.kuratorium-psychische-gesundheit.at
http://europa.eu.int/comm/health/ph_determinants/life_style/
mental_health_en.htm.

Ein Verzeichnis aller abgeschlossenen und laufenden derartigen Projekte findet sich unter:

http://europa.eu.int/comm/health/ph_projects/project_en.htm
http://europa.eu.int/comm/health/ph_projects/2000/promotion/
promotion_project_2000_full_en.htm#8
http://europa.eu.int/comm/health/ph_determinants/life_style/
mental/green_paper/consultation_en.htm
http://www.un.org/depts/german/grunddok/ar217a3.html

Der Autor

DR. MED. **MANFRED STELZIG,** geboren 1952 in Wien, war nach seiner Facharztausbildung für Psychiatrie und Neurologie und seiner Ausbildung als Psychotherapeut für Psychoanalyse und Psychodrama Lehrbeauftragter am Moreno-Institut in Überlingen. Von 1991 bis 2015 leitete er das Department für psychosomatische Medizin der Universitätsklinik für Psychiatrie und Psychotherapie in Salzburg. Seine Bücher *Was die Seele glücklich macht* und *Keine Angst vor dem Glück* sind Bestseller. 2017 ist sein neues Buch *Warum wir vertrauen können. Das psychische Urprogramm des Menschen* im Ecowin Verlag erschienen.